Die „Monographien aus dem Gesamtgebiete der Neurologie und Psychiatrie" stellen
Sammlung solcher Arbeiten dar, die einen Einzelgegenstand dieses Gebietes in wissenschaf
methodischer Weise behandeln. Jede Arbeit soll ein in sich abgeschlossenes Ganzes bi
Diese Vorbedingung läßt die Aufnahme von Originalarbeiten, auch solchen größeren
fanges, nicht zu.

Die Sammlung möchte damit die Zeitschriften „Archiv für Psychiatrie und Nervenkı
heiten, vereinigt mit Zeitschrift für die gesamte Neurologie und Psychiatrie", und „Deu
Zeitschrift für Nervenheilkunde" ergänzen. Sie wird deshalb Abonnenten zu einem Vor
p eis geliefert.

Manuskripte nehmen entgegen

<table>
<tr><td>aus dem Gebiete der Psychiatrie:</td><td>Prof. Dr. M. Müller,
Rüfenacht (Bern),
Hinterhausstraße 28</td></tr>
<tr><td>aus dem Gebiete der Anatomie:</td><td>Prof. Dr. H. Spatz,
6 Frankfurt (Main)-Niederrad,
Deutschordenstraße 46</td></tr>
<tr><td>aus dem Gebiete der Neurologie:</td><td>Prof. Dr. P. Vogel,
69 Heidelberg, Voßstraße 2</td></tr>
</table>

Monographien aus dem Gesamtgebiete der Neurologie
und Psychiatrie

Heft 119

Herausgegeben von

M. Müller-Rüfenacht (Bern) · H. Spatz-Frankfurt
P. Vogel-Heidelberg

Psychopathologie und Klinik des Parkinsonismus vor und nach stereotaktischen Operationen

Ein Beitrag zur Frage psychophysischer Korrelationen und zur Abgrenzung der operativen Indikation

Ernst Walter Fünfgeld

Mit 9 Abbildungen

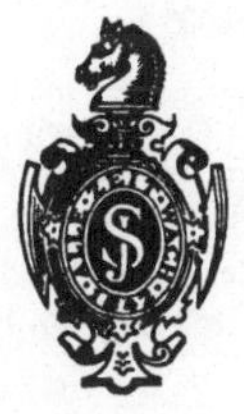

Springer-Verlag Berlin · Heidelberg · New York 1967

Aus der Universitäts-Nervenklinik Homburg/Saar
(Direktor: Professor Dr. med. H.-H. Meyer)
und der Neurochirurgischen Universitätsklinik Freiburg/Breisgau
(Direktor: Professor Dr. med. T. Riechert)
Privatdozent Dr. med. Ernst Walter Fünfgeld,
Oberarzt der Universitäts-Nervenklinik Homburg/Saar

Mit Unterstützung der Deutschen Forschungsgemeinschaft, Bad Godesberg

ISBN-13: 978-3-540-03937-2   e-ISBN-13: 978-3-642-88000-1
DOI: 10.1007/978-3-642-88000-1

Titel-Nr. 6451

Vorwort

Glückliche Umstände haben dazu beigetragen, daß die vorliegende Arbeit durchgeführt werden konnte. Es war kein leichter Entschluß, allein zu diesem Zweck Jahre an der Freiburger Neurochirurgischen Universitätsklinik zu arbeiten. Aber nur der langdauernde enge Kontakt zu den Patienten konnte die Beobachtungen erbringen, die für diese Untersuchung notwendig waren. Aufgeschlossenheit und Vertrauen von Kranken und Angehörigen gaben mir Ansporn, Schwierigkeiten zu überwinden.

Herr Professor RIECHERT nahm an diesen Untersuchungen so viel Anteil, daß er mich von anderer Arbeit freistellte und lediglich mit Diagnostik sowie Vor- und Nachbehandlung der Patienten seiner Klinik betraute. Seinem Verständnis, seiner Unterstützung und seinem stets bereiten Rat ist das Zustandekommen dieser Arbeit zu danken. Durch das Entgegenkommen von Herrn Professor RUFFIN und die Hilfe von Herrn Professor DERWORT konnten in der Psychiatrischen und Nervenklinik in Freiburg Tremorregistrierungen durchgeführt werden. Das Interesse von Herrn Professor JUNG erlaubte längere Nachbehandlungen in der Neurologischen Klinik. Die Einrichtung einer experimentalpsychologischen Untersuchungsreihe und die Ausführung von Testuntersuchungen war möglich dank der Unterstützung des Institutes für Psychologie und Charakterologie der Universität Freiburg (Direktor: Prof. HEISS), insbesondere von Herrn Professor WEWETZER, jetzt Gießen/Lahn. Von Frau BARBARA SCHITTENHELM und Fräulein INGRID ZAAR wurden die neurologischen Untersuchungsbefunde aus den Krankenblättern extrahiert und die planimetrischen Messungen der Pneumencephalogramme durchgeführt. Hier in Homburg/Saar habe ich Herrn Dr. BROEREN für die statistischen Berechnungen zu danken. Mannigfaltigen Rat und Hilfe erhielt ich von Herrn Professor WITTER; ihm verdanke ich die kritische Durchsicht des Manuskriptes.

Meinem jetzigen Chef, Herrn Professor Dr. H.-H. MEYER, bin ich sehr dankbar für das Interesse und die großzügige Förderung dieser Arbeit. Ich durfte an seine Klinik kommen und dieses Buch niederschreiben.

Die deutsche Forschungsgemeinschaft, Bad Godesberg, half mit einer mehrjährigen Sachbeihilfe und einem 6monatigen Forschungsstipendium.

Die Untersuchungen erstreckten sich auf 2 Bereiche, den somatologischen und den psychopathologischen; im Soziologischen wurde ein „Ich"-naher und ein „Ich"-ferner Sektor erfaßt, und zwar die Behinderung bei den Verrichtungen des täglichen Lebens und die Beeinträchtigung der Arbeitsfähigkeit. Diese Befunde und die Erfolge der Operationen habe ich ausführlich dargestellt. Nicht berücksichtigt wurde die medikamentöse Therapie. Das bedeutet aber nicht, daß konservative Maßnahmen weniger wichtig sind, im Gegenteil: ohne ausreichende und gezielte medikamentöse und krankengymnastische Nach- und Weiterbehandlung kann der Erfolg einer stereotaktischen Operation rasch wieder verschwinden oder sich überhaupt nicht auswirken. Der Kranke bedarf nach der Operation oftmals einer noch intensiveren nervenärztlichen Betreuung als vorher, da die Operation nur e i n e Methode ist, den schicksalsmäßigen Krankheitsablauf aufzuhalten.

Der Primat des Krankheitsgeschehens liegt im Somatischen. Die Ursache des Krankheitsprozesses ist zwar „zentral" lokalisiert, die Störung manifestiert sich jedoch „peripher". Abgesehen von den Fällen mit Begleiterkrankungen sind die psychischen Veränderungen nicht als körperlich begründbare, chronische Psychose aufzufassen, sondern Ausdruck einer persönlichkeitsgemäßen Erlebnisreaktion auf die somatischen Krankheitserscheinungen. In Anlehnung an KURT SCHNEIDER möchte ich diese Reaktion als motiviert und als verständlich ansehen, sie wird geprägt von der individuellen Struktur und den Verarbeitungsmöglichkeiten des Einzelnen.

Das ausführliche Sachverzeichnis soll die Information und die Verständigung zwischen den verschiedenen Fachgebieten erleichtern.

Homburg/Saar, im Dezember 1966   ERNST WALTER FÜNFGELD

Inhaltsverzeichnis

A. Einleitung

Seit seiner ersten Beschreibung im Jahre 1817 wurde das Parkinsonsyndrom wiederholt sehr eingehend dargestellt. Psychopathologische und neurologische Erscheinungen des Krankheitsbildes fanden dabei mannigfaltige Deutungen. Die Behandlung dieser Krankheit — trotz unbestreitbarer Fortschritte seit der Einführung der „bulgarisch-italienischen Kur" im Jahre 1934 — erwies sich als eine oft undankbare, ja hoffnungslose Aufgabe. Einen wesentlichen Wandel brachte erst die Möglichkeit der stereotaktischen Operation. Dieser Eingriff besserte meist schlagartig die neurologischen Symptome, und darüber hinaus zeigte sich auch ein positiver Einfluß auf die Psyche der Parkinsonkranken. Diese Wandlung des psychischen Bildes mußte als Reaktion auf die Besserung der körperlichen Symptome angesehen werden. Trat keine Änderung im Psychischen ein, waren andere hirnorganische Ursachen verantwortlich. Aus diesen Beobachtungen ergaben sich Folgerungen für die Indikationsstellung zur Operation.

Zunächst wird der bisherige Wissensstand, die pathologische Anatomie und die neurologische Symptomatik des Parkinsonsyndroms dargestellt.

I. Pathologische Anatomie und Pathophysiologie, Pathogenese

Nach TRETJAKOFF (nach H. SPATZ) und K. GOLDSTEIN (1922) hat sich besonders H. SPATZ (1922, 1927, 1930) um die anatomische Klärung des Parkinsonismus bemüht und einen massiven, relativ umgrenzten Zellausfall in der Substantia nigra gefunden. Eine Unterscheidung zwischen postencephalitischem Parkinsonismus und Paralysis agitans auf Grund des histologischen Bildes ist jedoch erst seit den Untersuchungen von R. HASSLER (1938 u. 1939) möglich; eine abweichende Ansicht hat R. KLAUE (1940) vertreten. — Ein vorzeitiges und verstärktes Altern der Nervenzellen des Nucleus niger verursacht den sogenannten genuinen Parkinsonismus [besondere Pathoklise einzelner Grisea (C. u. O. VOGT, 1922, 1925)]. Den histologischen Befund eines solchen Falles teilte R. HASSLER (1953) mit. Bei spezieller Disposition manifestiert sich dieses vorzeitige Altern schon im mittleren Lebensalter. Die Krankheitsbezeichnung „Paralysis agitans" wird heute nur noch für die familiär auftretenden Erkrankungsfälle verwandt, die histologisch — ebenso wie die genuinen Fälle — argentophile Einschlußkörperchen zeigen (J. HALLERVORDEN, 1933, 1957). Die erbliche Disposition ist seit den Untersuchungen von F. A. KEHRER (1930, 1935) und H. MJÖNES (1949) geklärt. Außerdem ergab sich ein gewisses zahlenmäßiges Überwiegen der Männer gegenüber den Frauen. Weitere konstitutionelle Momente sind noch nicht gesichert [Körperbau, neuropathische Konstitution, degenerative Veranlagungen (R. HASSLER u. a.)].

Über die Pathophysiologie des Parkinsonismus gehen die Meinungen zum Teil erheblich auseinander. Einigkeit besteht hinsichtlich der Bedeutung des Gamma-Systems

des Rückenmarkes, die L. LEKSELL (1945) nachweisen konnte (zit. n. G. SCHALTEN-
BRAND u. H. J. HUFSCHMIDT, 1959). Hier erfolgt die Tonusregulierung. Wie und durch
welche übergeordneten Zentren es zur pathologischen Beeinflussung kommt, ist bis
heute nicht geklärt. G. SCHALTENBRAND und H. J. HUFSCHMIDT (1959) glaubten, daß
das retikuläre System des Hirnstammes hier maßgeblich eingeschaltet sei. P. C. BUCY
(1959) nahm neben einem Ausfall im Nucleus niger auch eine Beteiligung des Globus
pallidus an. R. HASSLER machte allein den Ausfall des Nucleus niger für das Fehlen
der Spontan- und Mitbewegungen und für den Rigor verantwortlich und gab an, daß
der Nucleus niger nur absteigende Bahnen habe (1953, 1959). Im Gegensatz dazu
glaubte P. C. BUCY auch aufsteigende, zum Zentrum medianum des Thalamus und
zum äußeren Pallidumglied ziehende Fasern annehmen zu müssen. Beide Autoren
waren sich aber dahingehend einig, eine Einschaltung der ventralen und ventrolatera-
len Thalamuskerne anzunehmen.

Die differente Symptomatologie wurde durch eine verschieden starke Miterkran-
kung anderer Kerngebiete erklärt (Striatum, N. dentatus, N. ruber, untere Olive,
retikuläres System des Hirnstammes). E. A. SPIEGEL und H. T. WYCIS (1954) ver-
muteten die Entstehung des Ruhetremors in der Substantia reticularis des Hirnstammes. R. HASSLER (1953, 1956) nahm an, daß durch den Ausfall der Substantia nigra
(und des Striatums) ein bahnender und gesteigert synchronisierender Einfluß von
Pyramidenbahnimpulsen auf den Vorderhornapparat wirksam werde; dafür spreche
auch das Sistieren des Tremors bei der Willkürbewegung. Er glaubte mit R. JUNG, der
Parkinsontremor werde durch das Pyramidenbahnsystem gefördert (enthemmt).

Das pathologisch-anatomische Substrat des Parkinsonismus ist — so läßt sich
zusammenfassend sagen — demnach der mehr oder minder starke und fortschreitende
Ausfall von Nervenzellen in der Substantia nigra. Pathophysiologisch erfolgt dadurch eine Enthemmung von Impulsen aus anderen subcorticalen Zentren. Diese Störung des regulativen Gleichgewichtes wirkt auf Steuerungszentren im Vorderhornapparat des Rückenmarkes ein, so daß eine normale Tonusregulierung nicht mehr erfolgen kann.

II. Neurologische Symptomatik, Diagnose und Differentialdiagnose

Dem aufmerksamen Beobachter geben schon Körperhaltung, Gebundenheit der
Bewegungen, Hypomimie, Salbengesicht, Speichelfluß und Schwitzen des Patienten
wichtige Hinweise für die Diagnose, auch wenn zunächst kein Tremor auffällt. Der
Gang wirkt charakteristisch kleinschrittig, Mitbewegungen fehlen; häufig besteht Neigung zu Pro-, Retro- oder Lateropulsion. Die raschen Wechselbewegungen sind oft
deutlich gestört und verlangsamt. Bei der körperlichen Untersuchung findet man den
typischen Rigor an den Extremitäten. Die klassische Trias der Symptome — Rigor,
Tremor, Akinese — ist bei leichten Stadien der Krankheit nicht immer vollständig
nachzuweisen. H. OPPENHEIM (1905) betonte zwar diese 3 Kardinalsymptome besonders, doch er beschrieb auch schon eine „Erschwerung und Verlangsamung der aktiven Bewegungen ohne Rigor" und erkannte, daß der Tremor kein obligates Symptom
dieser Krankheit sei (Paralysis agitans sine agitatione). Das Zustandsbild des Parkinsonismus wurde verschieden bezeichnet — als akinetisch-hypertones Syndrom
(G. STERTZ, 1921), als hypokinetisch-rigides Syndrom (O. FOERSTER, 1921), als hypo-

kinetisch-hypertones Syndrom (A. Jakob, 1923) und als akinetisch-bradykinetisches bzw. akinetisch-hypertonisches Syndrom (F. Stern, 1922, 1928).

Die differentialdiagnostische Abgrenzung der Genese eines Parkinsonsyndroms kann recht schwierig, mitunter unmöglich sein (R. Hassler, 1953). Nur ein Teil der Kranken gibt in der Anamnese „Kopfgrippe" an mit Schlafstörung, Erbrechen, Doppelbildern, deliranten Zuständen oder eine verzögerte Erholungszeit nach einer sogenannten „schweren Grippe"[1]. Kommen beim Fortschreiten des Parkinsonismus weitere Symptome hinzu, wie z. B. Blick- oder Blinzelkrämpfe, Augenmuskelstörungen, Blickparesen oder Singultus, Gähntics, Torticollis und andere extrapyramidale Hyperkinesen und Pyramidenbahnsymptome, so weist dies eher auf ein postencephalitisches Geschehen hin ebenso wie stärkere Grade von Bradyphrenie oder Affektstörung, Unruhe oder Getriebenheit[2]. Im allgemeinen ist die motorische Gebundenheit bei den Postencephalitikern stärker als bei den Paralysis-agitans-Fällen. Als Ursachen kommen aber auch andere entzündliche Erkrankungen des ZNS in Frage und toxische Einflüsse infolge von Kohlenoxyd- oder anderen Vergiftungen (Blausäure, Schwefelkohlenstoff, Mangan u. a.). Auch im Rahmen der wechselnden Symptome bei der Encephalomyelitis disseminata und in den Anfangsstadien einer hepatolentikulären Degeneration (Morbus Wilson) können parkinsonähnliche Bilder vorkommen. Diese Ursachen sind aber wesentlich seltener. Extrapyramidale Erscheinungen mit ausschließlichem Ruhetremor ohne andere Parkinsonsymptome sind nach R. Hassler (1939, 1953) auf eine Striatumläsion zurückzuführen und gehören zum sogenannten „essentiellen Tremor".

Neuerdings werden — im Unterschied zu früheren Berichten — häufiger Parkinsonerkrankungen beobachtet, bei denen die Genese nicht zu klären ist. Seit dem Jahre 1945 beträgt — nach F. Erbslöh (1958) — der Prozentsatz dieser ungeklärten Fälle bereits mehr als 40% des gesamten Krankengutes. (Wir selbst kommen zu ähnlichen Zahlen.) Beim arteriosklerotisch bedingten Parkinsonismus sind Symptome zu fordern, die für eine cerebrale Gefäßerkrankung sprechen. So weisen akuter, apoplektiformer Beginn, pseudobulbäre Symptome, Reflexanomalien und rascher geistiger Verfall mit Verwirrtheitszuständen auf die gefäßbedingte Genese hin. Bei der klassischen Trias der Symptome, den vegetativen Störungen und der mimischen Starre läßt sich der Parkinsonismus leicht diagnostizieren. Aber erst aus Anamnese, weiteren Befunden und manchmal nur aus dem Verlauf ist zu entscheiden, ob es sich um eine Krankheit sui generis, um eine „Nach"- oder eine „Begleit"-Krankheit handelt.

III. Geschichte der Psychopathologie des Parkinsonismus

Psychische Auffälligkeiten wurden in mehr oder minder deutlicher Ausprägung seit jeher bei allen Parkinsonkranken beobachtet. Zur Psychopathologie der Paralysis agitans schrieb H. Oppenheim (1905): „Die Beschwerden in späteren Stadien erzeugen Verdrießlichkeit, Hang zum Weinen etc."; ähnliches fand H. König (1912). Psychi-

---

[1] G. Wolf berichtet z. B. über einen Fall nach Grippe, der wohl zu den symptomarmen Encephalitiden verschiedener Ätiologie (W. Scheid, 1963) gehört.

[2] Über die Klinik des postencephalitischen Parkinsonismus erschienen seit C. v. Economo (1917) monographische Darstellungen bzw. Handbuchbeiträge von F. Stern (1922, 1928, 1936), W. Runge (1928), J. Lange (1939), R. Hassler (1953), K. Hartmann-v. Monakow (1960).

sche Störungen nach einer Encephalitis epidemica waren jedoch markanter [3]. Man beobachtete depressive Verstimmung, Affektveränderung, rasche Ermüdbarkeit und Antriebsschwäche. F. NAVILLE (1922) sprach von „Bradyphrenie", die er als erschwerte Anpassung an die gegebene Situation, als psychische Trägheit, Mangel an Spannkraft, Zuwendung und Konzentration definierte. Weil die Aufmerksamkeit durch die Bewegungsstörung in besonderem Maße gefesselt werde, stand für A. BOSTROEM (1922) die „psychomotorische Einengung" im Vordergrund. Selbst bei schweren neurologischen Störungen waren aber Merkfähigkeit, Lernfähigkeit und Gedächtnis häufig noch intakt (G. BYCHOWSKY, 1923; O. KANT, 1925). W. RUNGE (1928) bezeichnete die Depression als ein besonderes psychopathologisches Charakteristikum, häufiger aber seien Apathie oder Euphorie. Nach dem Grad der psychischen Veränderung unterschied A. HAUPTMANN (1922) Patienten mit „Depressionszuständen" und solche mit „Mangel an Antrieb". J. GERSTMANN und P. SCHILDER (1923), P. SCHILDER (1924), G. STERTZ (1925) und A. BOSTROEM (1928) unterteilten die Antriebsstörung in einen Ausfall des sogenannten instinktiven (= unwillkürlichen) Antriebs und des spontanen (= willkürlichen) Antriebs (innerer Willensvorgang im Sinne der Willenspsychologie, A. BOSTROEM). F. LOTMAR (1926) differenzierte ebenfalls zwischen motorischem und seelischem Antrieb (als „Zuwendung, Verarbeitung, Auslese, Streben" definiert). Die Bedeutung der Antriebsstörung (F. STERN, 1928) komme häufig schon initial zum Ausdruck in einem Gegensatz zwischen „erhaltener Reaktivität und gestörter Spontaneität"; Schwäche- und Müdigkeitsgefühl („schlaffe Depression") und affektive Schwingungsunfähigkeit erzeugten in Verbindung mit Antriebsmangel eine „scheinbare Stumpfheit". — Seltener waren psychische Zwangsphänomene, die entweder allein oder in Verbindung mit motorischen Reizerscheinungen vorkommen — fast ausschließlich als Folge einer Encephalitis — z. B. Blick- und Blinzelkrämpfe, Palilalie. Dranghafte Unruhezustände und psychotisch gefärbte Zustandsbilder fanden sich bei Erwachsenen nur vereinzelt, bei jugendlichen Postencephalitikern dagegen etwas häufiger (in unserer Untersuchungsreihe war ein derartiger Fall).

In späteren Veröffentlichungen [4] herrschte Einigkeit darüber, daß die psychischen Veränderungen beim postencephalitischen Parkinsonismus im allgemeinen stärker ausgeprägt sind als bei der Paralysis agitans. Beim arteriosklerotischen Parkinsonismus dagegen war das psychische Bild im wesentlichen durch die Arteriosklerosis cerebri und ihre Folgen hervorgerufen. Es zeigten sich Affektveränderungen, Merkfähigkeitsschwäche, Intelligenzabbau bis zu Demenz und Verwirrtheitszuständen (R. HASSLER, 1953; K. HARTMANN-V. MONAKOW, 1960).

Psychologisch orientiert waren die Untersuchungen von K. BILLENKAMP (1959 u. 1962). Er *quantifizierte die psychischen Abweichungen:* Habituelle Mißstimmung bei über 50% der Patienten, Affektveränderung bei 38,7%, Antriebsstörung bei 31,8% und Minderung der Spontaneität bei 84,1%. Denken, Kombination und Assoziation waren in 35—45% gestört, die Merkfähigkeit bei über 50% und das Gedächtnis bei 30%.

---

[3] Die großen Encephalitisepidemien zwischen 1917 und 1925 gaben den Anstoß zu eingehenden Untersuchungen (C. V. ECONOMO, 1918; C. u. O. VOGT, 1920; G. STERTZ, 1921; A. BOSTROEM, 1922; F. STERN, 1923; F. H. LEWY, 1923). Der Parkinsonismus schloß seinerzeit häufig unmittelbar an die akute Erkrankung an oder nach einem kurzen Zwischenstadium bis zu einem Jahr [„pseudoneurasthenisches Stadium" (F. STERN)]. Auf diese Krankheitsbilder werden wir nicht näher eingehen, da sie in unserem Krankengut nicht vorkommen.

[4] Über postencephalitischen Parkinsonismus von F. STERN (1930 bis 1936) und J. LANGE (1939); über Paralysis agitans von E. GAMPER (1936) und A. BOSTROEM (1938, 1943).

Auf *konstitutionell* bedingte und *persönlichkeitsspezifische Unterschiede* der psychischen Veränderungen wies zuerst G. STERTZ (1925) hin. Die psychischen Begleiterscheinungen des postencephalitischen Parkinsonismus seien bei Kämpfernaturen und bei Sichfügenden häufig sehr different, ebenso seien geschlechtsspezifische und altersbedingte Unterschiede zu beachten; eine unterschiedliche psychische Differenzierung könne das psychopathologische Bild ebenfalls beeinflussen (ähnlich W. RUNGE, 1928; eigene Untersuchungen, 1965). Nach der Reaktion auf die Parkinsonkrankheit unterschied die Psychologin M. DORER (1939) charakterologisch drei Typen: Einmal Gereizte, Überempfindliche, Sich-in-sich-Zurückziehende, dann „Dennoch-Menschen" und ferner Resignierte. Bezüglich des Umwelteinflusses stellte sie starke reaktive Einwirkungen fest. Der Krankheitsprozeß sei allein nicht ausschlaggebend für eine Veränderung der psychischen Struktur oder des Charakters. W. A. TILLMANN u. R. S. SCHWAB (1949) sowie J. S. PRICHARD, R. S. SCHWAB u. W. A. TILLMANN (1951) zeigten einen Zusammenhang zwischen dem Persönlichkeitstypus des Parkinsonkranken und dem Ausmaß der Verschlimmerung des Leidens bei psychischer Belastung (Stressfaktor) bzw. dem Ansprechen auf die medizinische Behandlung. Die Prognose sei bei einfachen, unkomplizierten und ausgeglichenen Kranken wesentlich besser und die Neigung zur Verschlechterung bei psychischen Belastungen deutlich geringer als bei Überempfindlichen und Ängstlichen. Wenn gleichzeitig ein Gefäßleiden bestehe, sei die Progredienz des Leidens ausgeprägter (S. MARKOWICH u. R. S. SCHWAB, 1952).

Zusammenfassend ergibt diese Übersicht, daß Gefühlsleben und Antrieb stärker beeinträchtigt sind als andere psychische Funktionen. Die individuelle Persönlichkeitsstruktur hat auf die Ausprägung der psychischen Veränderungen und auf die Schnelligkeit ihrer Progression einen nicht zu unterschätzenden, wenn auch häufig schwer faßbaren Einfluß; Begleiterkrankungen spielen eine Rolle.

Allein von der gestörten Psychomotorik erhält man keine graduelle Bewertung der psychischen Veränderungen. Trotzdem kann eine gesonderte Betrachtung dieser Störung neben den eigentlichen psychischen Phänomenen wertvoll sein. Denn die klar definierten neurologischen „Überschuß"-Symptome Rigor und Tremor lassen sich gegen das „Mangel"-Symptom „Akinese" in einigen Fällen gut abgrenzen. Dieses psychopathologisch faßbare Ausfallsymptom kommt als „Mangel an Antrieb" auch ohne die oben genannten „positiven" Symptome vor. Zur besseren Kennzeichnung hat A. BOSTROEM die Bezeichnung „rigorfreie Starre" bzw. „rigorfreie Gebundenheit" vorgeschlagen. Aus der Trias der Parkinsonsymptome verdient deshalb die Akinese — als „Mangel an Antrieb" bzw. als „rigorfreie Starre" definiert — besonderes Interesse, so daß darauf gesondert eingegangen werden muß.

IV. Akinese: Mangel an Antrieb und rigorfreie Starre

Akinese ist eine „Erschwerung und Verlangsamung ohne Rigor", so definierte H. OPPENHEIM (1905) [5].

---

[5] Später wurde vorgeschlagen, bei Parkinsonkranken an Stelle von „Akinese" die Bezeichnung „Hypokinese" zu verwenden (z. B. F. LOTMAR, 1926; E. GAMPER, 1936), da es sich durchweg nicht um ein völliges Fehlen, sondern nur um eine Minderung der aktiven Bewegungen handele. Dies hat sich im Schrifttum aber nicht durchgesetzt, so daß die Bezeichnung „Akinese" vorzugsweise im Sinne von „Hypokinese" verwendet wird. F. STERN (1928) spricht analog der „Bradyphrenie" von einer „Bradykinese".

Das eingehende Studium des Schrifttums zeigte jedoch, daß der Begriff „Akinese"
zwei verschiedene Bedeutungen hat. Einerseits wird der Begriff psychopathologisch
definiert als Mangel an Antrieb, andererseits jedoch somatisch gefaßt als rigorfreie
oder rigorarme Starre. Es ist daher ein gesonderter geschichtlicher Überblick notwendig.

K. Kleist (1908, 1909) grenzte als erster die „Akinese" ab von der „motorischen
Asymbolie" (Th. Meynert) und der „transcorticalen Apraxie" (C. Wernicke) und
betrachtete sie als eine selbständige, psychomotorische Störung. Bei der psychomotorischen Bewegungsstörung („psychomotorisch bedingte Akinese" nach K. Kleist) seien
von Überlegung und Willen unabhängige Bewegungen und sprachliche Äußerungen
gestört. Diese Störung sei unabhängig vom Spannungszustand der Muskulatur und
den Erkrankungen des Stirnhirns ähnlich. Die äußere Betrachtung dokumentiere sie
als eine „innervatorische Störung". Psychische Komponenten seien daran nur mittelbar
beteiligt, und zwar durch die dem Patienten bewußte Erschwerung der Leistung, die
eine größere Anstrengung verlange.

In Anlehnung an K. Kleist bezeichnete A. Hauptmann (1922) mit Akinese die
„äußere Ruhe" der Parkinsonkranken („das psychische Korrelat der Akinese ist der
Mangel an Antrieb"). In diesem rein phänomenologischen Sinne gebrauchten diesen
Begriff ferner O. Foerster (1921), H. Zingerle (1922), J. Gerstmann u. P. Schilder (1923), F. H. Lewy (1923), F. Lotmar (1926), F. Stern (1928 u. 1936). R. Hassler (1953) — und nach ihm K. Hartmann-v. Monakow (1960) — definierte die
Akinese als eine allgemeine Verarmung an spontanen und reaktiven Bewegungen; die
Diagnose des Parkinsonismus sei durch dieses Symptom schon ohne körperliche Untersuchung möglich. R. Hassler schrieb u. a.: „Alle Formen der Motorik werden von
der Akinese durchtränkt, die das entscheidende Symptom des Parkinsonismus zu
sein scheint. Die Akinese ist ungeachtet dessen, ob sie pathophysiologisch einheitlich oder in verschiedene andere Störungen aufzulösen ist, klinisch für den Parkinsonismus ebenso kennzeichnend wie der Rigor und kennzeichnender als der Tremor.
Durch die Akinese verliert der Parkinsonist das Individuelle seiner Motorik, die
Abrundung der Zweckbewegungen und die natürliche Anmut." Außerdem sprach
R. Hassler (1953) von einer „psychischen Akinese" im Sinne einer Verlangsamung
der psychischen Abläufe. Dazu gehöre eine nicht selten anzutreffende Erschwerung
der Entschlußfähigkeit, die sich nicht nur auf motorische Akte beziehe.

A. Bostroem (1921) benutzt das Wort „Akinese" überhaupt nicht. In seiner Begriffsbestimmung heißt es: „Unter Starre ist eine gewisse Stabilität des gegenseitigen
Lageverhältnisses verschiedener Gliedabschnitte und Muskelgruppen zu verstehen,
einerlei, ob sie mit Rigidität einhergehen oder nicht." Er wählte Beschreibungen wie
„Starre des Gesichts, Bewegungsverlangsamung, Verarmung der Ausdrucksbewegun-
gen, mimische Starre, Verlangsamung und Ausfall der Bewegungen" u.a.m. Durch
den Mangel an motorischer Initiative „liegen die Kranken regungslos und ohne jede
Bewegung im Bett, obwohl sie weder durch echte Parese noch durch Muskelspannun-
gen so stark an der Bewegungsfähigkeit gehindert sind. — Der Mangel an Antrieb
kombiniert sich mit der durch äußere Verhältnisse bedingten Bewegungsarmut zu
einem Bild erheblicher motorischer Hilflosigkeit, das durch starken Rigor u. U. noch
verstärkt werden kann [6]". Zur eindeutigen Bestimmung schlug A. Bostroem die Be-

---

[6] „Symptomenkomplex" S. 139 ff. und „Zum Verständnis gewisser psychischer Veränderungen".

zeichnung „rigorfreie bzw. rigorarme Starre“ vor, er faßte sie als eine besondere *neurologische* Störung auf. Der Begriff „Akinese“ wird damit erstmalig seiner Genese nach unterschieden von dem *psychopathologisch definierten* „Mangel an Antrieb“. Dieser Antriebsmangel muß — je nach der Ausprägung neurologischer „Überschuß“-Symptome — anders bewertet werden. (Dies haben weder A. Hauptmann noch andere Autoren berücksichtigt.) Zur Diagnose waren für A. Bostroem *Mit-* und *Einstellbewegungen* sehr wichtig: „Da diese Hilfsbewegungen normalerweise nicht besonders gewollt werden, sondern vielmehr reflektorisch ausgelöst zu sein scheinen, so kann auch ihr Fehlen nicht auf Mangel an Antrieb zurückgeführt werden. Mit dem Bewegungsausfall und der Bewegungsverarmung hängt sehr eng zusammen das Symptom der reinen, d. h. nicht mit Rigor verknüpften Starre, die sowohl auf dem Gebiet der Willkürbewegungen als auch bei den mimischen und anderen unwillkürlichen Innervationen angetroffen wird.“ — A. Bostroem, G. Stertz und W. Schulte (1964) heben noch einen Gedanken hervor: Akinese kann auch daraus resultieren, daß der Kranke um die Erschwerung der Ausführung einer Bewegung weiß — und sie aus diesem Grunde gar nicht erst versucht (dazu auch A. Hauptmann). Es gibt demnach noch einen dritten Faktor, der die Akinese beeinflußt, den konstitutionellen. (Unsere eigenen Beobachtungen (1965) in bezug auf den Einfluß der Intelligenz können hier gleichfalls angeführt werden.) Es ist jedoch sehr schwierig, diesen Faktor „Anlage“ bei der Akinese zu objektivieren.

Im jüngsten amerikanischen Schrifttum (R. S. Schwab, A. C. England u. S. Peterson, 1959; J. S. Cooper, 1961) wird der Begriff „Akinese“ ebenfalls im Sinne der rigorfreien bzw. rigorarmen Starre gebraucht. Nach J. S. Cooper ist zu entscheiden, ob die Langsamkeit der Bewegungen sekundär von der Rigidität der Muskulatur herrührt oder ob eine primäre Bradykinese durch die Akinese vorliegt. Im ersteren Falle könne der Patient unter bestimmten Umständen rasche Bewegungen demonstrieren, im zweiten Falle werde er selbst unter emotionaler Stimulation nicht zu plötzlichen Bewegungen fähig sein (sekundäre und primäre Bradykinese, J. S. Cooper).

Zusammenfassung: Die rein optisch feststellbare „Akinese“ eines Parkinsonkranken läßt sich diagnostisch einengen und begrifflich schärfer fassen. Da sie auch vom Rigor abhängig ist, muß die neurologische Untersuchung zunächst den Grad des Rigors aufdecken. Nur aus der Stärke des Rigors läßt sich das Ausmaß der Akinese bestimmen [7]. Von einer echten (primären) Akinese, d. h. einem „Mangel an Antrieb“ wird man dann sprechen, wenn als neurologisches Substrat eine „rigorfreie oder rigorarme Starre“ im Sinne von A. Bostroem vorliegt. „Rigorfreie Starre“ und „Mangel an Antrieb“ stehen beim Parkinsonkranken somit in einem direkten Abhängigkeitsverhältnis: Je größer die neurologisch feststellbare rigorfreie Starre, desto größer auch das psychopathologische Ausfallsymptom, der „Mangel an Antrieb“. — Dieser Definition entsprechend wurde der Begriff Akinese bei unseren Patienten angewandt, und in dieser Bedeutung ist das von F. Mundinger u. T. Riechert (1961) erwähnte „Mangel“-Symptom — die Akinese — als eine neurologische Störung aufzufassen.

---

[7] Den Begriff „Akinese“ durch Zusätze wie *motorisch* oder *psychisch* spezieller zu fassen, erscheint nicht zweckmäßig, die Bezeichnung ist durch den differenten Sinngehalt vorbelastet. Zweckmäßiger ist es wohl, dem Vorschlag von J. S. Cooper zu folgen.

V. Genese der psychischen Veränderungen

Die Gesamtheit der bisher geschilderten psychopathologischen Phänomene
wurde — formelhaft gekürzt — als *„Parkinsonpsyche"* bezeichnet. Darin kommt zum
Ausdruck, daß diese Krankheit in ihrer *psychischen Manifestation etwas Typisches* in
sich birgt und sich von den psychischen Veränderungen bei anderen Gehirnerkrankungen mit begleitenden somatischen Störungen (z. B. spastische Paresen, andere
extrapyramidale Hyperkinesen) deutlich unterscheidet (W. RUNGE). Über die Genese
dieser psychischen Ausfallserscheinungen gibt es differente Auffassungen.

H. OPPENHEIM (1905) hielt die psychischen Auffälligkeiten bei der *Paralysis agi-*
tans für eine verständliche Reaktion auf die motorische Behinderung. Wie F. H. LEWY
(1923) glaubte auch E. GAMPER (1936) eher an eine primäre Bedingtheit der psychischen Veränderungen. W. RUNGE (1928) und F. A. KEHRER (1935) glaubten die psychischen Veränderungen sowohl auf primäre als auch auf sekundäre Einflüsse zurückführen zu müssen. Andere Autoren (K. MENDEL, W. RUNGE; O. FOERSTER zit. n.
K. GAMPER) hielten die affektiven Veränderungen einer fortschreitenden Erkrankung
an Paralysis agitans jedoch für eine verständliche Erlebnisreaktion auf das schwere
Grundleiden.

Beim *postencephalitisch bedingten Parkinsonismus* waren die psychischen Veränderungen nach allgemeiner Ansicht stärker ausgeprägt (F. STERN, A. BOSTROEM
u. a.). In einem Teil der Fälle kam es nach der akuten Erkrankung nicht zu einer völligen Restitution; auf ein „pseudoneurasthenisches Bild" (F. STERN) folgte klinisch
und psychopathologisch das Vollbild des Parkinsonismus. Diese Beobachtungen waren
verständlicherweise dazu angetan, die psychischen Veränderungen in gleicher Weise
entstanden zu denken wie die körperlichen Störungen, d. h. als eine Folge des encephalitischen Grundprozesses. Dementsprechend sahen W. MAYER-GROSS und G. STEI-
NER (1921) in dem Spontaneitätsmangel eine primäre, durch den postencephalitischen
Prozeß bedingte Störung. Der gleichen Ansicht waren C. v. ECONOMO (1923, 1929),
U. FLECK (1927), E. KRAEPELIN (1927) und G. EWALD (1944, 1959). Histopatholo-
gische Befunde deuteten ebenfalls auf primäre, durch den akuten encephalitischen
Krankheitsprozeß verursachte psychische Störungen hin (A. JAKOB, 1923, H. PETTE,
1923, F. LOTMAR, 1926). M. BLEULER (1955) ordnete die psychischen Veränderungen
beim Parkinsonsyndrom dem hirnlokalen Psychosyndrom zu.

Andere Autoren nahmen gegenüber dieser Auffassung einer rein hirnpathologisch
bedingten Genese der psychischen Veränderungen eine vermittelnde Stellung ein.
A. HAUPTMANN (1922) unterschied zwischen der Depression — als Ausdruck einer
psychischen Reaktion — und der Affektstörung — als einer hirnpathologisch begründ-
baren Störung des Antriebs. G. BYCHOWSKY (1923) schloß aus Leistungstests und
Arbeitsversuchen bei Postencephalitikern, daß die Willensstörung eng mit dem motorischen System zusammenhänge, die assoziative Trägheit des Denkens aber primär
hirnpathologisch bedingt sei. W. RUNGE (1928) erkannte zwar eine „reaktive Depression", vermutete jedoch für weitere psychische Auffälligkeiten (Antriebsmangel,
Affekt- und Willensstörung) eine primäre Veränderung.

Auf Grund der Hinweise von A. BOSTROEM, die später erörtert werden, revidierte
G. STERTZ (1925) seine frühere Ansicht (1921) — die psychischen Störungen seien
überwiegend durch den Krankheitsprozeß bedingt — und erkannte reaktive Einflüsse

an (ebenso M. DORER, 1939). F. STERN (1928) vermutete ein Ineinandergreifen von primären und sekundären psychischen Veränderungen.

Die psychisch reaktiven Momente stellte A. BOSTROEM (1922, 1924) besonders heraus. Der Parkinsonkranke müsse unwillkürlich ablaufende Bewegungen durch willkürliche ersetzen; durch die Auflösung einer Bewegung in ihre Einzelabläufe werde seine Aufmerksamkeit stark beansprucht. „Soll eine zusammengesetzte Bewegung zustandekommen, so muß, wie beim Lernen, jede Einzelbewegung überlegt ausgeführt werden, aber dieses Verfahren führt jetzt wegen der Erkrankung nicht mehr zur Übung, sondern ist bestenfalls geeignet, die Ausfälle zu verdecken, eine symptomatische Besserung zu erzielen. Es erscheint verständlich, daß die so gefesselte Aufmerksamkeit äußeren Eindrücken nur in beschränktem Maße zugewandt werden kann. Die meisten äußeren Eindrücke gleiten gewissermaßen an der Oberfläche ab, weil nur die verarbeitet werden können, denen der Kranke ausdrücklich seine unabgelenkte Aufmerksamkeit zuwendet. Schließlich erscheint es verständlich, daß auch Denkvorgänge durch die geschilderten Störungen beeinflußt werden können. Hier muß es zu einer Verringerung der Konzentration kommen, ferner können die Denkleistungen durch die Einstellstörungen im Sinne K. KLEISTs ungünstig beeinflußt sein."

In diesem Sinne äußerte jüngst W. SCHULTE (1954, 1964), die innere Spannung werde durch die mangelnde Ausdrucksmöglichkeit verursacht, und viele psychische Ausfallserscheinungen seien einfühlbare Reaktionen.

Die Ansichten der Autoren sind demnach uneinheitlich. Die Mehrzahl neigt dazu — ebenso wie später A. BOSTROEM (1939, 1943) —, eine Kombination von primären und sekundären Einflüssen auf die Psyche anzunehmen, d. h., eine mit der Grundkrankheit zusammenhängende, primäre Veränderung und zugleich eine sekundäre psychische Reaktion auf die somatische Störung.

VI. Psychische Veränderungen auf Grund von Selbstschilderungen

Neben diesen „objektiven" Befunden sind die Äußerungen der Kranken selbst oft sehr aufschlußreich. In einer Selbstschilderung liegt ein Komplex von äußeren — krankheitsbedingten — und inneren — persönlichkeitsbedingten — Faktoren vor; diese lassen sich häufig nicht gegeneinander abgrenzen. Jeder einzelne Kranke sucht sich gemäß seiner emotionellen, intellektuellen und Antriebsstruktur anzupassen (M. DORER, 1939; H. JACOB, 1955 u. a.). Diese Anpassung und die Einbeziehung der Störung in das tägliche Leben ist jedoch sehr schwer, in fortgeschrittenen Stadien unmöglich. Neben den Selbstschilderungen sind Verhaltensbeobachtungen durch Angehörige und den behandelnden Arzt notwendig, da Eigenberichte hinsichtlich ihres objektiven Beweiswertes nur vorsichtig gebraucht werden sollten (G. STERTZ, 1925; F. STERN, 1928). Wiederholte Selbstschilderungen in bestimmten zeitlichen Abständen dienen darüber hinaus einer Verlaufsbeobachtung (K. BERINGER, 1948).

A. HAUPTMANN (1922) veranlaßte als erster systematisch Selbstschilderungen von Parkinsonkranken (postencephalitische Zustandsbilder). Auf Grund der Berichte teilte er seine Patienten in zwei Kategorien ein: Die Patienten der 1. Kategorie empfanden die Bewegungsstörung „peripher sitzend", sie waren erlebnismäßig weniger beeinträchtigt. Es bestand durchweg eine einfühlbare depressive Verstimmung, die sich bei Ablenkung vorübergehend besserte [8]. Durch das Bedürfnis nach Anregung unterscheide sich diese Gruppe wesentlich von der folgenden.

Bei den Patienten der 2. Kategorie dagegen („weit weniger Fälle") „sitzt die Veränderung auch für ihr eigenes Empfinden an einer anderen Stelle". In der „regelmäßigen Einbeziehung auch der Denktätigkeit" liege der wesentliche Unterschied gegenüber der 1. Kategorie. Von einer „viel zentraleren Stelle" werde sowohl die Motilität als auch das Denken primär beeinflußt.

W. RUNGE (1928) fragte ebenfalls nach dem Krankheitserleben. In 21 von 28 Fällen wurde eine Minderung von Antrieb, Energie und Willen angegeben; in 4 Fällen waren diese Funktionen subjektiv jedoch nicht verändert, obwohl größere Willensanspannung bzw. Überwindung eines inneren Widerstandes notwendig waren. Ähnliches berichtete M. DORER (1939).

Eingehendere Analysen an Hand von Einzelfällen haben W. MAYER-GROSS und G. STEINER (1921) und K. BERINGER (1948) veröffentlicht. K. BERINGERs Patient — selbst namhafter Psychiater — schilderte im Abstand von einem Jahr sein Krankheitserleben. In der Zeit zwischen diesen beiden Berichten habe sich eine „durchschlagende Wandlung vollzogen". Zum Zeitpunkt des 1. Berichtes habe er zu den Auswirkungen der Krankheit einen sachlich kühlen Abstand einnehmen und festhalten können, er habe unter dem Kranksein weniger gelitten, als nach der Krankheitsbeschreibung zu erwarten sei. „An die Stelle jener Abstandwahrung (ist) ein beträchtliches Leiden getreten, wobei es dahingestellt bleiben muß, ob dieses nun so bedeutsam gewordene Leiden ein neues, selbständiges Krankheitssymptom ist oder ob es eine Folge der Zermürbung durch die erschöpfende chronische Krankheit darstellt. Keinesfalls steckt dahinter eine von mir selbst gewollte, bewußte Haltungsänderung. Zwischen diesen beiden Polen — rein psychisches Leiden unter der Krankheit und rein körperlicher Schmerz — liegt, eng verknüpft mit der Menge der den heutigen Krankheitszustand kennzeichnenden Symptome, das Leiden, dem schon in den einzelnen Notizen das Kennzeichen der Qual zugeteilt worden ist." Ein quälendes Elendsgefühl sei im Tagesablauf immer wieder wirksam und offenbare sich bei jeder Betätigung.

Den pathischen Aspekt organischen Krankseins hat in jüngster Zeit W. SCHULTE (1964) erneut herausgestellt und auf „das eigentümlich reziproke Verhältnis des Parkinsonkranken zur Umwelt" hingewiesen. Der Parkinsonpatient stehe — im Gegensatz zum Apoplektiker — „in permanenter Angst vor dem drohenden Schlimmeren". Bewähren und Versagen, Maske der Krankheit und innere Vitalität werde durch die Zwiespältigkeit der Umwelt gegenüber noch in eine ungünstigere Relation gedrängt: Man halte den Parkinsonisten für schwerer krank als er zu sein glaube, oder würdige seine Krankheit nicht in genügendem Maße oder aber, der Kranke wolle das Ausmaß der Störung nicht wahrhaben. Auf asthenische Versagensmechanismen sowie zwangs- und angstneurotische Entwicklungen hat ebenfalls H. JACOB (1955) aufmerksam gemacht. Anknüpfend an V. v. WEIZSÄCKER (1940) und A. DERWORT (1948) entwickelte er eine „verstehende Psychologie Bewegungs- und Wahrnehmungsgestörter": Die tiefergreifenden Strukturveränderungen — die Aufhebung der „Nebenläufigkeit" von Wahrnehmen und Bewegen, die Schwierigkeiten einer „Trans-

---

[8] A. HAUPTMANN berichtete von einer Patientin, die neben ihrer Parkinsonkrankheit noch eine Phase einer „endogenen Melancholie" durchmachte. Sie empfand die grundlose Traurigkeit der endogenen Erkrankung deutlich anders als den reaktiven Verstimmungszustand infolge der Parkinsonkrankheit.

formierung", die „Erstarrung und Verselbständigung" — wirkten auf die individuelle Gefühls- und Stimmungsstruktur.

Selbstschilderungen sind demnach eine wichtige Ergänzung der neuropsychiatrischen Befunde. Ganz besonders wertvoll sind solche Erhebungen, wenn sie von differenzierten und psychologisch geschulten Kranken stammen. (Wir können dem Fall von K. Beringer einen eigenen an die Seite stellen: Ein an Parkinsonismus erkrankter Arzt schilderte das Erleben seiner Bewegungsstörung vor der Operation und die Wandlung, die er erlebte; Dr. W. K., s. S. 61.)

B. Eigene Untersuchungen

I. Vorbemerkungen, Fragestellung

Jede Krankheit betrifft den ganzen Menschen, die ärztliche Behandlung muß sich daher auf körperliche *und* psychische Bereiche erstrecken. Eine rasche Heilung, operativ oder konservativ, wird durch körperliche Beeinträchtigung entstandene psychische Störungen gar nicht auftreten lassen. Anders bei chronischen Leiden: Ein körperlicher Defekt zwingt den Betroffenen, sich nach den ihm zur Verfügung stehenden konstellierenden Faktoren (Konstitution, Intelligenz, Charakter) auf diese Störung einzustellen und sie durch Hilfsmittel und psychische Kompensation auszugleichen (z. B. die erworbene Blindheit; W. Steinberg, 1955). Diese Umstellung wird dadurch erleichtert, daß der Patient sich meist nur mit einem einmaligen Faktum abfinden muß. Der Parkinsonkranke dagegen ist in einer wesentlich anderen Situation. Die Abhängigkeit seiner Bewegungsstörung von Stimmung und Affekt, der günstige Einfluß vermehrter Willensanspannung, die Verschlechterung durch Ermüdung und banale Infekte lassen ihn die Behinderung nicht als eine „feststehende Größe" empfinden, wie sie etwa der Hemiplegiker erlebt. Die stetige Progression des Leidens erschwert mehr und mehr die Kompensation der Ausfälle. Im Beruf und bei den persönlichen Verrichtungen werden die Patienten zunehmend von ihrer Umgebung abhängig. Sie müssen — trotz der medikamentösen Therapie — stündlich die Erfolgslosigkeit ihrer Mühen erfahren. Das führt zu psycho-*reaktiven* Störungen. Daneben wurde bei den Postencephalitikern auch eine *primäre* psychische Alteration angenommen, zumal sich früher nicht selten ein „pseudoneurasthenisches Zwischenstadium" als Brückenglied bis zum Beginn des chronischen Stadiums nachweisen ließ. Im Rahmen einer erfolgreichen *medikamentösen Therapie* und einer intensiven *Bewegungsbehandlung* zeigte sich bereits vor 30 Jahren neben der Besserung der Bewegungsstörung auch ein günstiger Einfluß auf psychische Bereiche — größeres Lebensgefühl, vermehrte Lebhaftigkeit und Zuwendung, günstige Wirkung auf Antrieb, Stimmung und Interesse (U. Fleck, 1933; H. D. v. Witzleben, 1938; G. Panegrossi, 1940; T. v. Lehoczky, 1942; H. Finke, 1954; K. Hartmann-v. Monakow, 1955, 1960, 1962; u. a.). Meist aber ließ sich die Progression nicht lange aufhalten, der erfreuliche Behandlungserfolg war bald wieder aufgebraucht und der Zustand gegenüber dem Ausgangsniveau verschlechtert. Manche Kranken resignierten, zogen sich völlig zurück.

Anders nach der *stereotaktischen Operation:* Rigor und Tremor werden schlagartig und oft in einem erstaunlichen Ausmaß gebessert, auch nach Monaten bis mehreren Jahren kann der Erfolg des Eingriffs noch immer bestehen. Daneben findet sich häufig eine wesentliche Auflockerung des psychischen Bildes (T. Riechert, 1959; eigene Befunde). Dies muß als Reaktion auf die Besserung der neurologischen Störung angesehen werden. Diese unsystematischen Einzelbeobachtungen gaben den Anstoß für die vorliegenden Untersuchungen.

Die *nervenärztliche Fragestellung* lautet: Wie stellt sich das psychische Bild eines Parkinsonkranken nach erfolgreicher stereotaktischer Operation dar im Vergleich zum präoperativen Befund? Läßt sich daraus zur Ursache der psychischen Veränderungen bei der Parkinsonkrankheit etwas beitragen? Ergeben sich Hinweise für Indikation bzw. Kontraindikation zu einem einseitigen bzw. doppelseitigen stereotaktischen Eingriff?

Diesen Fragen war nur an einem größeren kasuistischen Material näher zu kommen. Um die präoperativen Befunde besser mit den Erhebungen bei den Nachuntersuchungen vergleichen zu können, mußten die psychischen Zustandsbilder nach dem Schweregrad — Ausmaß des Ergriffenseins verschiedener psychischer Bereiche — gruppiert werden. [Dies hat bereits A. Hauptmann (1922) getan, auf seine Einteilung und die daran geübte Kritik wurde bereits eingegangen.]

Wir wollen eine Begriffsbestimmung der psychologischen und psychopathologischen Phänomene voranstellen, da in jüngerer Zeit einige Autoren von früheren Anschauungen und Einteilungen abgewichen sind.

II. Psychologie und Psychopathologie auf Grund eigener Beobachtungen

Legt man die Einteilung psychopathologischer Phänomene von K. Schneider (1950) zugrunde, der sich auch H. J. Weitbrecht (1963) anschließt, so sind beim Parkinsonkranken zunächst die *„Arten des Erlebens"* gestört, die in der Psychologie früher als „Elemente" beschrieben wurden. (K. Schneider unterscheidet: Empfinden und Wahrnehmen, Streben und Wollen.) Daraus ergibt sich — H. J. Weitbrecht (1963) weist darauf besonders hin — eine Beeinflussung der *„Grundeigenschaften des Erlebens"* (K. Schneider), und zwar der seelischen Reaktionsfähigkeit. Zu diesen Grundeigenschaften rechnet K. Schneider außerdem das Icherlebnis, das Zeiterlebnis und das Gedächtnis. Schließlich ist damit auch der *„Erlebnishintergrund"* (H. J. Weitbrecht) tangiert. (K. Schneider spricht von „Umgreifungen des Erlebens", dazu gehören: Aufmerksamkeit, Bewußtsein, Intelligenz, Persönlichkeit; auf die Fesselung der Aufmerksamkeit bei der Parkinsonkrankheit hat als erster A. Bostroem hingewiesen.) In fortgeschrittenen Stadien der Krankheit wird schließlich auch der höchste Grad des intakten Bewußtseins verändert sein („Besonnenheit", H. J. Weitbrecht; „Besinnung", G. E. Störring, 1953). (G. E. Störring definiert die Besinnung als „den denkbar weitesten Bewußtseinsquerschnitt, in dem sämtliche sich auf Gegenwart, Vergangenheit und Zukunft beziehenden psychischen Gegebenheiten gegenständlicher und zuständlicher, intellektueller und emotioneller Art in einer übergreifend-transzendenten Form spontan gegeneinander abgewogen, gewertet und sinnvoll zusammengefaßt werden".)

Bezüglich der *Intelligenz* legen wir mit H. J. Weitbrecht (1963) die Definition von K. Schneider (1950) zugrunde: „das Ganze der Denkanlagen und Denkvollzüge mit ihrer Anwendung auf die praktischen und theoretischen Aufgaben des Lebens".

Die Denkanlagen sind beim Parkinsonkranken im allgemeinen intakt, die Denkvollzüge und ihre Anwendung aber oft und in so weitem Maße von der Krankheit
bestimmt, daß „die allgemeine Anpassungsfähigkeit an neue Aufgaben und Bedingungen des Lebens" (Definition von W. STERN, nach K. SCHNEIDER) erheblich Mangel
leiden kann. Damit verändert sich auch der *Kern der Persönlichkeit* (das Ganze
des Fühlens und Wertens, Strebens und Wollens, nach K. SCHNEIDER).

Aus dem Vorstehenden wird die Verquickung der einzelnen Seelenvorgänge besonders klar. H. J. WEITBRECHT (1963) hat auf diese Tatsache wieder eindringlich
hingewiesen und betont, daß die verschiedenen „Schichten" des Seelenlebens im Strom
des Erlebens sich unablässig durchdringen — horizontal und vertikal —, und daß die
Oberfläche des Sichtbaren und die Grundströmungen sich ständig wechselseitig beeinflussen, ohne daß diese Zusammenhänge in ein Schema zu bringen wären. Trotzdem
wird man — um Grundzüge deutlich zu machen — eine Einteilung versuchen.

Wird sie auf ein bestimmtes Krankheitsbild und die hier zu beobachtenden psychischen Abweichungen ausgerichtet, so ergibt sich aus dieser Einschränkung zwar eine
erhebliche *Einengung, zugleich aber auch eine Vertiefung* im Verständnis psychischer
Reaktionen und Verhaltensweisen bei einem einzelnen Krankheitsbild. Wir haben die
psychischen Veränderungen unserer Patienten nach den psychischen Grundfunktionen
analysiert und fanden Abstufungen der Schweregrade der Alteration und zunehmend
komplex konstituierte Syndrome. Damit ergab sich nicht nur eine Skala der Schwere,
sondern auch eine fächerförmige Ausweitung der Irritation psychischer Funktionen.

Eine *reaktive Verstimmung* ist bei allen Patienten vorhanden; beschränkt sie sich
nur auf einzelne Bereiche, dann können sich die Betreffenden in bestimmten Situatio-
nen gut distanzieren, so daß die depressive Grundstimmung zeitweise überdeckt ist
(I. Syndrom). Wenn diese Verstimmung permanent wie ein Schatten auf alle Erlebnisse und Handlungen fällt, findet sich zusätzlich immer eine *Veränderung der Affektivität* (II. Syndrom). Die Ausweitung der psychischen Alteration auf den spontanen
Antrieb (Spontaneität) wird als III. Syndrom abgegrenzt. Bei dem folgenden IV. Syndrom ist nicht nur der spontane Antrieb eingeschränkt, sondern auch die Fremdanregbarkeit deutlich herabgesetzt (Herabsetzung des *vitalen Antriebs,* also des Antriebs
im engeren Sinne). Das schließt eine Einengung der Interessen ein. Das letzte Syndrom
weist zu allen vorgenannten psychopathologischen Abweichungen auch eine Beeinträchtigung *höherer intellektueller Funktionen,* besonders des Gedächtnisses und der
Merkfähigkeit auf. (Es ist bemerkenswert, daß bei einigen Patienten präoperativ der
Eindruck einer organischen Persönlichkeitsveränderung bestand — mit oder ohne
Demenz —, während bei der Nachuntersuchung kein in diese Richtung gehender Befund mehr erhoben werden konnte.)

Diese Einteilung in 5 psychopathologische Syndrome scheint — wie jede Schema-
tisierung psychischer Phänomene — starr und dem dynamischen seelischen Geschehen
zuwiderlaufend. Überblickt man jedoch die Gesamtheit der präoperativen psychischen
Befunde, so kommt durch diese Abstufung — vornehmlich bei den fortgeschrittenen
Syndromen — die zunehmende Gleichförmigkeit der psychopathologischen Zustandsbilder bei verschiedenen Patienten noch deutlicher zum Ausdruck. Die Parkinsonkrankheit *nivelliert individuelle psychische Eigenschaften!* Daraus ergibt sich die
Frage: Erscheinen die Unterschiede wieder, wenn die neurologische Störung wesentlich gebessert wird? Ja, diese Restitution läßt sich tatsächlich nachweisen.

Zunächst eine Orientierung an Hand der Literatur.

I. Syndrom: Veränderung der Stimmung

Im allgemeinen wird die Stimmung zum Fühlen und zu den Gemütszuständen gerechnet (K. Jaspers, H. W. Gruhle, J. Lange). J. Lange (1928) definiert: „Unter Stimmung versteht man jeden über längere Zeit gleichbleibenden komplexen Gefühlszustand, der während der Dauer seines Bestehens den Hintergrund des gesamten Seelenlebens bildet. Jedem Menschen ist eine bestimmte Grundstimmung eigen, zu der er nach vorübergehenden Störungen immer wieder zurückkehrt und die wohl im wesentlichen mit dem, jeden einzelnen kennzeichnenden habituellen körperlichen Geschehen zusammenhängt und Ausdruck des durchschnittlichen vitalen Turgors ist. Die Vitalgefühle spielen in der Stimmung sicherlich eine sehr wesentliche Rolle, aber auch geistige und seelische Gefühle. Ja, für differenzierte Menschen sind diese eine sehr wesentliche Quelle der durchschnittlichen Stimmung. Chronische Erlebniswirkungen (Haft, Sorge, fortdauernde ängstliche Situation, Heimweh) bringen meist entsprechende Stimmungsänderungen und damit auch Verhaltensänderungen hervor. Im Laufe der Entwicklung pflegt die Lebensstimmung gewissen Wandlungen zu unterliegen. Der gereifte, gesunde Erwachsene hat jene leicht positive Grundstimmung nahe der Indifferenzlage. In der Rückbildungszeit senkt sich zumeist das Niveau, oft unter die Indifferenzlage, und auch beim heiteren Greis mischt sich der Heiterkeit eine Note der Wehmut bei. Die habituelle Stimmungslage ist von wesentlicher Bedeutung für die Ansprechbarkeit für Gefühle aus allen seelischen Schichten. — In den meisten Fällen ist für Verstimmungen eine aus inneren Gründen oder groben äußeren Ursachen erfolgende Abänderung der Vitalgefühle verantwortlich."

Nach K. Schneider (1950) gehört die Stimmung zu den seelischen Zustandsgefühlen mit den Kategorien „angenehm" bzw. „unangenehm"; sie „ist ein Gefühlszustand von längerer Dauer und von nicht stets reaktiver Art". Habituelle Neigungen und die Stärke seelischer und vitaler Triebe können auf die Stimmung einen modifizierenden Einfluß nehmen (K. Schneider). Die „tragende Grundstimmung" fördert ein ähnliches Einzelgefühl und hemmt ein widersprechendes (K. W. Bash, 1955). Eine gedrückte, als unangenehm empfundene Grundstimmung wirkt — ebenso wie eine Alteration auf der affektiven Seite — „einengend auf die Besinnung und die Selbstbesinnung" (G. E. Störring, 1953). H. J. Weitbrecht (1963) übernimmt die Einteilung von K. Schneider: die Stimmung (Gestimmtheit) könne sowohl endothym als auch reaktiv zustandekommen und beeinflußt werden. Er hebt die enge Verbindung zwischen der Stimmung und den (angenehmen oder unangenehmen) Zustandsgefühlen einerseits und entsprechenden Selbstwertgefühlen andererseits hervor. Die Selbstwertgefühle sind eng verflochten mit den Fremdwertgefühlen, die „das wichtigste Bezugssystem zur gesamten Außenwelt außerhalb unserer eigenen Person" bilden und „das Zentrum der abnormen inneren Erlebnisreaktionen und erlebnisreaktiven Persönlichkeitsentwicklungen".

Die Befunde bei unseren Parkinsonpatienten bestätigen diese Ansicht. Das Erleben der über Jahre andauernden chronischen Krankheit wirkt sich bei *allen* unseren Kranken in einer Beeinträchtigung der Grundstimmung aus; sie sind infolge der Erschwernisse bedrückt und in ihrem Lebensgefühl beengt. In die *Gruppe der beeinträchtigten Grundstimmung* haben wir jedoch nur solche Patienten eingereiht, die darüber hinaus keine psychopathologischen Störungen zeigen. Sie sind alle zäh darauf ausgerichtet, ihre Körperstörung zu überwinden. Meist ist es nicht schwer, die Patienten im Gespräch den depressiven Hintergrund vergessen zu lassen. Sie zeigen sich dann gut schwingungsfähig, immer attent und konzentriert. Alle übten bis zum Zeitpunkt der Untersuchung noch eine Tätigkeit aus, zumindest in Haus und Garten. Alle Kranken sind in Sorge hinsichtlich der weiteren Entwicklung ihres Krankheitsbildes, bei einigen schimmert Angst und Verzagtheit durch, die sie jedoch durch verstärkten Energieaufwand zu kompensieren suchen. Der hier zutage tretende Widerstreit ist jedoch nicht so ausgeprägt, daß schon weitere Bereiche des Affektiven tangiert sind. Die Selbstwertgefühle sind — wenn überhaupt — nur partiell negativ beeinflußt. Es findet sich keine Minderung der Vitalgefühle; mit erhöhter Willensanspannung ist es diesen Kranken möglich, trotz ihrer Bewegungsstörung einen — manchmal begrenzten — Pflichtenkreis auszufüllen. Sie sind auch nicht von dauernden Hilfeleistungen ihrer Umgebung abhängig.

Von den Patienten, die diesem Syndrom zugeordnet wurden, sollen zwei Fälle herausgegriffen und ihr Krankheitsbild eingehend geschildert werden.

Fallbeispiel 1:
H. P., männl., geb. 1908, Leiter einer Registratur, Op.-Nr. P1220.
IQ (HAWIE verbal) 98; RAVEN Percentil 21; Zahlennachsprechen (vor und zurück) 9.
Postencephalitisch bedingter Parkinsonismus nach schwerer „Grippe" 1918.
Erste Symptomatik 1956 in Form von Tremor, später Rigor im linken Arm. Bei der Vorstellung im Januar 1960 zeigte sich ein Hemiparkinson links. Ende November 1960 ließ sich auch eine Mikrographie nachweisen. Der Patient war zu diesem Zeitpunkt noch voll in seinem Beruf tätig, klagte jedoch sehr über die Behinderung bei der Arbeit. Alles bedeute für ihn vermehrte Anstrengung, manchmal sei er deswegen naß geschwitzt. Er habe keine Lust mehr, unter Menschen zu gehen, obwohl er sonst ein geselliger Mensch gewesen sei. Er sei gedrückt, fühle sich nicht mehr als vollwertiger Mensch. Manchmal sei er auch etwas reizbar. Während der Exploration zeigte sich Herr P. ausgeglichen, warmherzig und von großem Gesundungswillen. Bei eingehender Befragung schildert er — z. T. mit sthenischer Protesthaltung — die Schwierigkeiten, die durch die körperliche Behinderung im Beruf wie auch im täglichen Leben auftraten. Die depressive Grundstimmung, die immer wieder durchschimmerte, erschien durchaus glaubhaft und einfühlbar. Keinerlei Einschränkung des Gedächtnisses oder der Merkfähigkeit.

Fallbeispiel 2:
W. L., männl., geb. 1896, selbständiger Landwirt, Op.-Nr. P 742.
IQ (HAWIE verbal) 88; RAVEN Percentil 48; Zahlennachsprechen (vor und zurück) 9.
Genuines Parkinsonleiden.
Erste Symptomatik im Jahre 1947 mit Tremor links, ab 1951 Ausbreiten auch auf die rechte Körperseite. 1957 wurde in einer Universitäts-Nervenklinik wegen gewisser Zeichen eines hirnorganischen Abbaus (Verlangsamung, mangelnde Spontaneität, Affektinkontinenz, Vergeßlichkeit)ein arteriosklerotisch bedingter Parkinsonismus diagnostiziert.
Bei der Aufnahme im Herbst 1959 war der Patient depressiv und klagte darüber, daß er nur noch gelegentlich auf dem Hof mitarbeiten könne. Er war vor allem darüber bekümmert, daß er für einfachste persönliche Verrichtungen Hilfe in Anspruch nehmen müsse, während er gröbere Arbeiten auf dem Hof eher verrichten könne. Im Rahmen der Untersuchungssituation zeigte sich der Patient noch ausreichend interessiert an den Vorgängen der Umgebung und der Politik; die affektive Ansprechbarkeit war — bei Berücksichtigung der Gesamtpersönlichkeit — nicht herabgesetzt, insbesondere fand sich keine Affektlabilität oder ein wesentlicher Mangel an Spontaneität. Gedächtnis und Merkfähigkeit waren nicht faßbar eingeschränkt. Der Patien war recht beharrlich, zeigte einen großen Gesundungswillen und bestand auf der Durchführung einer stereotaktischen Operation, obwohl die internistische Untersuchung von seiten des Herzens und der Lunge ein etwas erhöhtes Operationsrisiko ergeben hatte. In seinem Verhalten auf der Station bereitete er keinerlei Schwierigkeiten; er versuchte wiederholt, bei kleinen Handreichungen zu helfen, obwohl dies infolge seines erheblichen Tremors fast

immer mißlang. Trotzdem wurde er nicht ungeduldig und glaubte fest an eine Besserung durch die Operation.

Bei der veränderten Grundstimmung handelt es sich also um ein Syndrom rein reaktiver Genese, alle übrigen Bereiche des seelischen Erlebens und die Persönlichkeit sind sonst unbeeinflußt. Im allgemeinen sind die hier eingereihten Patienten neurologisch etwas weniger behindert als die Patienten in den folgenden Syndromgruppen, ohne daß sich jedoch eine Regel ergeben hätte. So spielen in Fallbeispiel Nr. 2 die Primärpersönlichkeit, der Gesundungswille und die große Hoffnung des Patienten auf den Erfolg der Operation sicherlich eine große Rolle. Der Mann bot wohl nicht immer dieses psychische Bild, sonst wäre er zwei Jahre früher psychopathologisch anders eingeordnet worden. Der veränderte seelische Gefühlszustand gibt als Erlebnis*hintergrund* den aktuellen Seinsweisen eine bestimmte und durch die Persönlichkeit mitgeprägte Note. Der Erlebnis*vordergrund* jedoch — wie dieser bei der präoperativen Untersuchung und nach den Angaben der Angehörigen besteht — kann so stark in den Mittelpunkt treten, daß zeitweise von einer Beeinträchtigung des seelischen Gefühlszustandes und der Stimmung nicht zu sprechen ist. Darin darf man eine aus dem dynamischen Geschehen ableitbare emotionale Anpassung (Leistung) erblicken und in dieser recht weitreichenden, wenn auch zeitlich begrenzten Möglichkeit der adäquaten affektiven Resonanz einen wesentlichen, strukturellen Unterschied zu dem folgenden Syndrom.

II. Syndrom: Veränderung weiterer Gefühlsqualitäten und der Affektivität

Beim II. Syndrom handelt es sich um ein Zustandsbild, das durch aktuelle Erlebniseindrücke nicht wesentlich zu beeinflussen ist. Wir haben es dabei mit zwei verschiedenen Erscheinungsformen zu tun, die sich in *Labilität* oder *Starre* äußern. Möglicherweise sind die Unterschiede in der Ausgangspersönlichkeit begründet. Das läßt sich präoperativ nicht sicher entscheiden. Jedoch soll zunächst wieder auf die Definition und die Einteilung nach dem Schrifttum eingegangen werden.

K. Jaspers zählt die verschiedenen Möglichkeiten auf, eine Einteilung der Gefühle durchzuführen. Gefühle, die eine Seite des Persönlichkeitsbewußtseins sind (Ichbestimmtheit), stehen für ihn in einem „großen Gegensatz" zu denen, „die einen Ton des Gegenstandsbewußtseins bilden". Ferner werden partikulare und totale Gefühle (Gefühlszustände) unterschieden und auf die Abgrenzung nach Intensität und Dauer hingewiesen (Affekte als augenblickliche und komplexe Gefühlsverläufe von großer Intensität, Stimmungen als länger dauernde Gefühlszustände). J. Lange (1928) spricht von einer Schichtung der Gefühlsregungen nach den seelischen Ebenen. Nach ihm haben körpernahe Gefühle nur wenig Erinnerungswert, sie beeinflussen aber das Handeln sehr stark. Dagegen tendieren seelische Gefühle dazu, „in ihren stärksten Intensitäten den Gesamtbewußtseinsstrom in sich einzusaugen und dabei Gegenständliches und Aktuelles auszulöschen". Dabei scheinen jedoch enge Abhängigkeiten von dem Vitalgefühl gegeben. Starke Intensitäten, vor allem dysphorischer Vitalgefühle, löschen die Ansprechbarkeit für höhere Gefühle aus (J. Lange). Hier ergeben sich Parallelen zu G. E. Störring (1953), der auf eine Einschränkung der Fähigkeit zur Besinnung bei Veränderungen der Affektivität und Emotionalität hinweist. K. Schneider verdanken wir eine für den klinischen Gebrauch besonders klare und umfassende Einteilung. Er grenzt die Leibgefühle von den seelischen Gefühlen ab —

Übergänge finden sich bei den Vitalgefühlen — und unterscheidet bei den letzteren wieder zwischen Zustands- und Wertgefühlen (Selbstwert- und Fremdwertgefühlen). In Anlehnung an die Gestaltpsychologie spricht K. W. BASH (1955) von einem „allgemeinen Feldeffekt der Gefühle" (mit den Möglichkeiten der Irradiation, Übertragung und Verschiebung). Diese psychische Grundfunktion wurzele ganz besonders stark im Somatischen (vegetative und hormonale Apparate), und die hier gültigen Wertmaßstäbe seien nach affektiven Gesichtspunkten — nicht logisch — orientiert. Die individuell charakteristische Gesamthaltung der Affektivität — von E. KRETSCHMER als Temperament bezeichnet — läßt einen besonderen, dynamischen Ablauf erkennen (Gefühlsleben). Neben Art und Form der Ansprechbarkeit des Gemütes kommen hier Steuerungsmechanismen hinzu; darauf hat J. LANGE (1928) zuerst aufmerksam gemacht (ähnliches findet sich — mit differentem zeitlichem Ablauf — bei den Affekten). Läßt man jedoch die Individualstruktur außer Ansatz und fragt zunächst nur nach den phänomenologischen Gegebenheiten der psychischen Abweichungen — nicht nach der Grenze —, so stellt sich bei dem vorliegenden Syndrom folgendes dar: Nicht nur Qualität, sondern vor allem Ansprechbarkeit, dynamischer Ablauf und Steuerung der Gefühle sind verändert. Daher scheint es berechtigt, die oben erwähnten zwei Erscheinungsformen unter diesem Aspekt gemeinsam zu betrachten.

Bei den hier eingereihten Parkinsonkranken findet sich *entweder* eine *Starre* und *Einförmigkeit, Flachheit* und *Unangepaßtheit* der Gefühle, *oder* aber eine *Verstimmbarkeit, Dysphorie*, leichte *Erregbarkeit* und *Affektlabilität;* bei manchen Patienten lassen sich sensitive Reaktionen, seltener dagegen Weichheit oder flache Euphorie nachweisen. Nur in einem Fall konnten wir eine affektive Einengung beobachten, die sich später als ein durch die Operationsspannung bedingtes Angstsyndrom identifizieren ließ. (Diese Patientin war wegen Hemiparkinson schon einmal in der Klinik und mit derselben Methode operativ behandelt worden; sie war jedoch mit dem Operationserfolg noch nicht ganz zufrieden.) Bei einigen Patienten scheint nach den anamnestischen Angaben auch ein gewisser Antriebsmangel zu bestehen, ohne daß wir diesen während der klinischen Untersuchung hätten nachweisen können; es sind durchweg Patienten mit einer sehr schweren Ausprägung des parkinsonistischen Krankheitsbildes. Diese Veränderungen in Ansprechbarkeit, Ablauf und Steuerung des Gefühlslebens und der Gefühlsqualitäten bedingen auch eine Veränderung der Grundstimmung, zumal es sich um seit Jahren bestehende, sukzessiv fortschreitende Krankheitsprozesse handelt. Die in Syndrom I beschriebene Änderung der Stimmung wird jedoch oft durch die viel stärker hervortretenden Symptome des Syndroms II überdeckt. (Die Befunde bei der Nachuntersuchung haben die Entscheidung in dieser Frage wesentlich erleichtert und in manchen Fällen erst zu einer eindeutigen Klärung geführt.)

Fallbeispiel 3:
K. K., männl., geb. 1908, früher Betriebsleiter, zuletzt Kassierer, Op.-Nr. P 980.
IQ (HAWIE verbal) 111; RAVEN Percentil 75; Zahlennachsprechen (vor und zurück) 12.
Parkinsonsyndrom unklarer Genese. Beginn im Anschluß an einen Straßenunfall im Jahre 1948, zunächst rechts, seit 1957 auch links.
Bei der Aufnahme im April 1960 wirkte der Patient sonderlich, verschroben, in seinem Affekt etwas steif, die Schwingungsfähigkeit war herabgesetzt und manchmal klang eine gewisse Verstimmbarkeit an. Die Angaben zur Anamnese erfolgten jedoch sachlich und konzentriert, Gedächtnis und Merkfähigkeit waren ausgezeichnet. Der Patient berichtete, daß er sich eine einfache Tätigkeit gesucht habe, um wenigstens eine seinen Kräften gemäße Aufgabe

zu haben; es seien auch wirtschaftliche Gründe, die neben der kleinen Rente einen zusätz-
lichen Verdienst für den Unterhalt der Ehefrau und der beiden Kinder erforderten. Neben dieser recht ausgeprägten, sthenischen Haltung imponierte eine depressive Grundstimmung. Auf
der Station war der Patient stets zuvorkommend. Man vermißte jedoch die Unmittelbarkeit
und Aufgeschlossenheit der affektiven Resonanz, wobei man nicht von einer Verhaltenheit
oder Bremsung, sondern eher von einer Reduktion auf dem Gefühlssektor sprechen konnte.

Fallbeispiel 4:
W. K., männl., geb. 1899, Landwirt, Op.-Nr. P 754.
IQ (HAWIE verbal) 83; RAVEN Percentil 35; Zahlennachsprechen (vor und zurück) 8.
Paralysis-agitans-Erkrankung mit nachgewiesener Erblichkeit von seiten der Mutter.
Die Symptomatik begann im Jahre 1953 mit Tremor rechts, seit 1958 war auch die linke
Körperseite betroffen. Der Patient arbeitete jedoch fast täglich in seinem Weinberg oder auf
dem Feld, war an allem interessiert und über die politischen Ereignisse gut orientiert. Bei der
Aufnahme im August 1959 war er bei wesentlichen persönlichen Verrichtungen auf fremde
Hilfe angewiesen. Zwischendurch wurde aber wiederholt geäußert: „Es hat keinen Wert,
wenn man so auf der Welt ist, entweder leben oder sterben." Dabei traten dem Patienten die
Tränen in die Augen. (Mit der affektiven Erregung ließ sich auch eine deutliche Verstärkung
des Tremors beobachten.) Die Ehefrau berichtete, daß auch zu Hause solche affektlabilen
Züge auftraten; ihr Mann ziehe sich wegen seiner Krankheit sehr zurück, obwohl er früher
ein geselliger Mensch gewesen sei. Auch darüber sei er jetzt häufig sehr bekümmert, die Abhängigkeit von anderen Menschen bedrücke ihn sehr. Seiner Arbeit — soweit er sie noch leisten könne — gehe er aber mit besonderer Zähigkeit nach.

Die recht tiefgreifenden Veränderungen des Gefühlslebens haben zu einer Ab-
wandlung von Grundeigenschaften des Erlebens, vor allem der seelischen Reaktionsfähigkeit (K. SCHNEIDER) geführt. (Die Befunde bei der Nachuntersuchung zeigen,
daß hier auch Ichqualitäten gestört sind.) Das „diffuse vitale Leibgefühl" (nach
K. SCHNEIDER gleichzeitig eine vitale Strebung, ein seelisches Gefühl und ein Erlebnis) ist jedoch nicht wesentlich tangiert. Darin liegt einer der hervorstechenden Unterschiede zu den nachfolgenden Syndromen.

III. Syndrom: Veränderungen der Affektivität und des spontanen Antriebs

Mit der Verminderung des spontanen Antriebs taucht eine neue, in unserem Zusammenhang bisher unbekannte Dimension auf. Genügend starke Außeneinflüsse können in diesem Syndrom noch den Anstoß für das Ablaufen von Prozessen geben, die
sich sonst nicht, nicht zeitgerecht oder aber verkürzt (mangelndes Durchhaltevermö-
gen) abgespielt hätten. Der Außeneinfluß erwies sich — wie wir sahen — im I. Syndrom gleichfalls als bedeutsame Kraft; die hierdurch angestoßene Dynamik ist bestimmend für die aktuelle Manifestation des psychischen Zustandsbildes. Dadurch
ergibt sich eine gewisse Ähnlichkeit zwischen den Syndromen I und III. Von der
psychischen Leistung (W. ZEH, 1963) her gesehen findet sich aber durch die Einführung des Zeitfaktors (H. WITTER, 1963) ein wesentlicher Unterschied.
Zunächst zum Antrieb an Hand des Schrifttums: Die Eigenständigkeit des Antriebs, seine Einordnung als eine der tragenden psychischen Grundfunktionen sowie
seine Abgrenzung von den Gefühls- und Affektzuständen einerseits und den Willens-
vorgängen andererseits ist in den zwanziger Jahren auf Grund klinischer Beobachtungen erkannt worden. A. BOSTROEM (1928) definiert: „Wir müssen den Antrieb
und in gleicher Weise die Spontaneität als ein nicht weiter rückführbares Phänomen
ansehen, das instinktiv anspringt und offenbar aus der Energiequelle stammt, die auch

unser gesamtes Willensleben speist und in ihrer urwüchsig-vitalen Form auch unseren Trieben zugutekommt." In Anlehnung an J. BERZE (1914) — Unterscheidung von Wille und Antrieb — äußert A. BOSTROEM weiter: „Dieselbe Kraft, die, wenn sie in den Muskel fließt, zur motorischen, wenn sie in ein Sekretionsorgan fließt, zur sekretorischen wird, ist es, die, wenn sie im Bewußtseinsorgan selbst wirksam wird, die psychische Kraft, die Bewußtseinskraft, die Ichkraft oder die Willenskraft (das Ich) ausmacht."

K. SCHNEIDER (1950) formuliert „Leben ist ein unausgesetzter Triebstrom" und trennt den Antrieb ebenfalls vom Willen ab: „Wille ist die Möglichkeit, zwischen zwei oder mehr verschiedenen Strebungen zu entscheiden. Er selbst hat keine eigene Kraft, ist purer Akt, der den Strebungen die Handlung freigeben oder sie versagen kann. Dies tut er wieder mit der Kraft der Strebungen auf Grund von Gefühlen, Wertungen, Gesinnungen der Persönlichkeit." Das Triebspiel — als eine Sonderform des Antriebs — sei ein in sich völlig geschlossenes System, das den Willen zu einer Funktion nicht brauche. Diese für die Charakterologie sehr wichtige Erkenntnis veranlaßt K. SCHNEIDER schließlich zu der Feststellung, „ein rein triebhafter Mensch wäre noch kein Mensch, ein rein bewußter Mensch wäre kein Mensch mehr. Zwischen beiden Polen treibt der menschliche Mensch hin und her."

Die besondere Stellung des Antriebs im Sinne der allgemeinen Lebensenergie ergibt sich auch aus den von G. EWALD (1959) und K. CONRAD (1960) geprägten Begriffen; G. EWALD wählt dafür die Bezeichnung „Biotonus", K. CONRAD verwendet „energetisches Potential". Psychologisch tritt der Antrieb in ganz verschiedenen Systemen zutage, die sich gegenseitig beeinflussen (H. BÜRGER-PRINZ, 1962), so wird z. B. bei einer bestimmten Struktur des Bewußtseins die Wahrnehmung durch den Antrieb beeinflußt. „Andererseits macht eine solche Sicht auch zugänglich, wie die Ausfaltung *eines* Antriebssystems die Organisation aller übrigen Antriebe ermöglicht und in Gang setzt." Biologisch muß sich die individuelle Konstitution mit einem — nicht zum Antrieb gehörenden — „apersonalen Lebensgesetz" verbinden. Das Apersonale sei das Leben als biologisches Sein, die letzte, nicht mehr rückführbare Grundeigenschaft der Natur (nach H. BÜRGER-PRINZ). K. W. BASH (1955) rechnet den Antrieb zu den strukturlosen psychischen Grundeigenschaften und weist ebenfalls auf das enge Ineinandergreifen von psychischen und physischen Komponenten hin. Die endokrine Bedingtheit und Beeinflußbarkeit von Antriebsformen hat M. BLEULER (1954) herausgearbeitet, und D. LANGER (1958) ist auf die durch körperlichen und psychischen Stress (SELYE) verursachten Störungen eingegangen, die sich im Bereich des Antriebes manifestieren.

Unter psychologischem und psychopathologisch-klinischem Aspekt hat sich W. KLAGES (1956) zusammenfassend mit dem Antrieb beschäftigt. Mit Hinweis auf K. JASPERS, A. BOSTROEM und K. W. BASH werden Leitsätze aufgestellt, die den Antrieb charakterisieren und seine Wirkungsweise deutlich machen sollen. Er wird als das dynamische Moment angesehen, „das in alle motorischen, sensorischen und assoziativen Leistungen einfließt, diese erst ermöglicht und in seiner qualitativen und quantitativen Verschiedenheit zur individuellen Persönlichkeitsstruktur eines Menschen Entscheidendes beiträgt". Außerdem sei der Antrieb eingebettet in ein Bezugssystem verschiedener Umweltfaktoren, und er sei schließlich ein Vorgang mit Eigengesetzlichkeit, so daß zu seiner Erfassung Längsschnittuntersuchungen wichtig seien (Psychomotorik, Auffassung, Denken, Leistungstest). Die Bewegung allein könne noch kein Indikator für die Antriebsverhältnisse sein. Schließlich wird hervorgehoben, daß

„die Analyse der Antriebsstruktur einen wesentlichen Zugang zur charakterologischen Seite des Menschen bietet" (W. KLAGES).

Die klinische Beobachtung zeigt, daß es zwei Formen von Antriebsmangel gibt. Die frontale (corticale) und die zwischenhirnbedingte, thalamische Antriebsstörung können voneinander abgegrenzt werden (W. KLAGES, 1954; s. auch J. BERZE, M. REICHARDT, E. KÜPPERS u. a.). Affektive Einflüsse, Hemmung und Steuerung sind jedoch so stark mit Antriebsfaktoren verknüpft, daß eine Zuordnung zu anatomischen Strukturen — Aspontaneität als frontale Antriebsstörung einerseits und allgemeine Verlangsamung mit fließenden Übergängen zu Ermüdung als diencephale Antriebsstörung andererseits — nur unter Vorbehalt möglich ist. Mit W. KLAGES (1956) u. a. kann man einer *quantitativen* Verminderung des Durchhaltevermögens bei erhaltener Fremdanregbarkeit — Tenazitätsverlust, Aspontaneität — eine *qualitative* Veränderung des Antriebs im Sinne einer vorzeitigen Erschöpfbarkeit, Tonusminderung und Verlangsamung ohne wesentliche Beeinflussung durch Fremdanregung gegenüberstellen. Daraus ergibt sich die Unterscheidung zwischen spontanem und vitalem Antrieb (zuletzt G. E. STÖRRING, 1961). Bei der Verminderung des spontanen Antriebs ist die Spontaneität, der Schwung, das Unmittelbare durch eine Reserve des Wollens und Handelns ersetzt.

Bei unseren dem Syndrom III zugeordneten Kranken steht die Beeinträchtigung ihrer geistigen und körperlichen Leistungsfähigkeit durch die *Verminderung der spontanen Anstrengungsbereitschaft* im Vordergrund. In einigen wenigen Fällen sind es auch die subjektiven Klagen und die Angaben der Angehörigen, aus denen sich die *Herabsetzung des spontanen Antriebs* ableiten läßt. Auf seiten der Emotionalität zeigt sich eher eine einförmig-freundliche Haltung, auch Labilität und Unruhe, dagegen weniger eine dysphorische Resignation und ein zögerndes Sichzuwenden. Wie bei den vorangehenden Syndromen ist die Grundstimmung gedrückt, reaktive Einflüsse lassen sich nicht eindeutig von endogenen trennen. Diese gestörte Grundstimmung kommt jedoch im allgemeinen hier weniger stark zum Ausdruck als bei den früher beschriebenen Syndromen, da die Herabsetzung der seelischen Dynamik zeitlich und quantitativ das Feld beherrscht. Zur Erläuterung dieses Syndroms 2 Fallbeschreibungen.

Fallbeispiel 5:

H. B., weibl., geb. 1904, Chefarztsekretärin, Op.-Nr. P 784.

IQ (HAWIE verbal) 99; RAVEN Percentil 42; Zahlennachsprechen (vor und zurück) 11.

Postencephalitisch bedingtes Parkinsonsyndrom nach schwerer Grippe-Erkrankung 1924. Erste Symptomatik 6 Jahre vor der Aufnahme in Form einer Hemmung in der linken Hand beim Maschinenschreiben. 1958 Übergreifen auch auf die rechte Körperseite (trotz zweimaliger mehrwöchiger Behandlung in einer bekannten Spezialklinik). Bei der Aufnahme im Herbst 1959 fand sich ein deutlicher linksseitiger Rigor, vor allem distal, und mäßiger mittel- bis feinschlägiger Tremor, geringer Rigor und gelegentlicher Tremor auch auf der rechten Seite; außerdem recht ausgeprägte Haltungsstörung, mittelgradige Gangstörung mit zeitweilig deutlicher Propulsion, die Mitbewegungen fehlten beiderseits. Ferner war auch eine deutliche Akinese nachweisbar (Dissoziation zwischen der neurologischen Überschußsymptomatik und der zu beobachtenden Bewegungsstörung in Form der rigorfreien bzw. rigorarmen Starre). Bei der Exploration wirkte die Patientin im ganzen interessiert, jedoch im Affekt etwas starr, deutlich aspontan und auch reaktiv depressiv. In der Unterhaltung war es durchaus möglich, sie zeitweilig anzuregen, vor allem dann, wenn auf frühere, affektiv positiv besetzte Erinnerungen zurückgegriffen wurde. Es bedurfte jedoch immer wieder eines gewissen Anstoßes, um einen längeren Bericht zu erhalten. Die Patientin erzählte zwar, daß sie mit einer kleinen

Nichte noch die Schularbeiten mache, daß aber ihr spontanes Interesse an den Vorgängen, die etwas ferner lägen (Politik, frühere Freunde u. ä.) nachgelassen habe. Manchmal lächelte sie etwas einförmig-resignierend, erschien im ganzen ausgeglichen. Sobald die Sprache auf ihre Krankheit und deren Entwicklung kam, war die Patientin deutlich depressiv, ließ sich jedoch von der nun bevorstehenden Wendung zum Besseren anregen und war in gewissem Maße auch hoffnungsvoll. Dabei fehlte das sthenische Bejahen, obwohl die Entscheidung, zur Operation zu kommen, bei der Patientin selbst gelegen hatte (Angaben der Schwester).

Fallbeispiel 6:

M. O., weibl., geb. 1906, Büroangestellte, Op.-Nr. 629.
IQ (HAWIE verbal) 101; RAVEN Percentil 90; Zahlennachsprechen (vor und zurück) 10.
Parkinsonismus unklarer Genese.
Beginn 1950 mit Tremor im linken Arm. Bis zum Jahre 1952 war die Patientin berufstätig. 1956 wurde auch die rechte Körperseite ergriffen. Seit 1958 konnte die Patientin weder ihren Haushalt versorgen noch wesentliche persönliche Verrichtungen selbst vornehmen, sie war jetzt weitgehend auf die Hilfe ihrer Mutter angewiesen. Im April 1959 zeigten sich linksseitig erheblicher Rigor und Tremor, stärkere Haltungs- und Gangstörung sowie deutliche Akinese (rigorarme Starre der unteren Extremitäten). Die Patientin wirkte sensitiv, ängstlich, etwas infantil und affektiv leicht erregbar. Der Anstoß, die Klinik zur operativen Behandlung aufzusuchen, war von ihr selbst ausgegangen in dem Bestreben, der Mutter nicht zur Last zu fallen; wie überhaupt der jeweilige Anstoß zur Entscheidung — so gab sie an — mehr durch äußere Ereignisse ausgelöst wurde als vom inneren, spontanen Antrieb.

Im Laufe der verschiedenen Untersuchungen und diagnostischen Eingriffe wollte sie wiederholt „klein beigeben" und die Klinik vor der Operation wieder verlassen. Sie wirkte sehr weich und war freundlichem Zuspruch gegenüber aufgeschlossen und dankbar. (Arten und Grundeigenschaften des Erlebens waren hier in deutlichem Grade gestört. Es ist zu fragen, ob nicht auch die Personalität betroffen war; zumindest ließ sich eine Einengung der individuellen Spielbreite und eine Reduktion personaler Faktoren annehmen. Den Beweis für diese Annahme ergaben aber erst die Beobachtungen anläßlich der Nachuntersuchung.)

Aus der vorstehenden Kasuistik geht die Bedeutung der Umweltbedingungen für die Gestaltung des III. Syndroms hervor. Die Beeinträchtigung der physischen und psychischen Leistungen beginnt sich als eine in sich verwobene, ganzheitliche Funktion darzustellen, wie dies in solchem Maße bei keinem der vorher erwähnten Syndrome der Fall war. Die Quantität der spontanen psychischen Strebungen und der motorischen Entäußerungen ist vermindert, die spontane Leistung herabgesetzt und ihr zeitlicher Ablauf verändert. Das Ausmaß dieser Veränderung ist jedoch auch jetzt noch abhängig von Außeneinflüssen: Der spontane Antrieb ist vermindert, die Fremdanregbarkeit relativ größer, darüber hinaus können stärkere proprioceptive Einwirkungen (Bewegungsstörung) zu psychischen Leistungen anregen.

Von den Patienten selbst wird diese Minderung des spontanen Antriebs entweder überhaupt nicht empfunden, oder sie werden nur durch ausdrückliches Befragen auf diese Störung aufmerksam. Insbesondere können sie keine Erklärung dafür abgeben, warum ihre aktive Bewegungsfähigkeit herabgesetzt ist, obwohl die neurologisch nachweisbare Behinderung (Rigor und Tremor) vergleichsweise nicht stärker, sondern eher geringer ist als bei den früher beschriebenen Syndromen. Bei der präoperativen Untersuchung ist nicht mit Sicherheit zu entscheiden, ob die Veränderungen den Kern der Persönlichkeit bereits relevant beeinflußt haben; erst die Nachuntersuchung gibt in einigen Fällen darüber Aufschluß.

Deutlicher ist die Veränderung der Persönlichkeit jedoch in dem folgenden Syndrom.

IV. Syndrom: Veränderungen der Affektivität, des vitalen Antriebs, des Willens und der Interessen

Die erhebliche Ausweitung der Alteration psychischer Funktionen und Leistungen bei dem nun zu besprechenden Syndrom wurde in den vorangegangenen Erörterungen schon angedeutet. Im Vergleich zum III. Syndrom steht die weitgehende Unbeeinflußbarkeit durch Außenreize im Vordergrund. Ähnliches fand sich schon im II. Syndrom, allerdings in einem enger begrenzten Bereich des Psychischen. Neben der Quantität sind jetzt auch die Qualität des Antriebs und zugeordnete höhere Funktionen beeinträchtigt. Wie diese höheren Funktionen vom vitalen Antrieb abhängig sind und wie sehr sich die Störung dieser „niedrigeren" Aktivitätsform (J. Berze) auf weitere psychische Funktionen auswirkt, soll — in Ergänzung zu den Ausführungen über den Antrieb — in der folgenden Literaturübersicht dargestellt werden.

Die Ausweitung der Antriebsstörung wirkt sich nun auf *Interesse, Einstellung* und *Aufmerksamkeit* aus, die bisher nicht wesentlich beeinträchtigt waren. Es ist durchaus denkbar, daß dabei die Auffassung — wenigstens zeitweise — ebenfalls tangiert sein kann; diese ist — nach A. Bostroem (1928) — ein komplexer Vorgang, der weitgehend von affektiven Momenten abhängig und von der Tenazität der Aufmerksamkeit beeinflußt ist (Güte und Schnelligkeit). Die Zuwendung der Aufmerksamkeit (Störung der Einstellung, des Interesses) kann auf zweierlei Weise geschädigt sein: „Es fehlt dem Betreffenden an Spontaneität, um irgendwelchen Dingen die Aufmerksamkeit zu widmen, meist ist die Ursache eine affektive Abstumpfung oder aber eine von ihr zu trennende Verödung am geistigen Material (Demenz). Es ist im allgemeinen schwer zu sagen, ob die Spontaneität des Zuwendungsvorganges oder die Empfänglichkeit für Eindrücke, die sonst die Aufmerksamkeit auf sich ziehen, gelitten hat" (A. Bostroem). H. W. Gruhle (1948) meint dazu, „die Impulsivität, die in der Aufmerksamkeit erscheint, kann sich auf Wahrnehmungs- und Denkvorgänge, auf Erlebnisse des Gemütes und des Ichs erstrecken, kann überall eingreifen und richten, kann auch das Bewußtsein auf einen Gegenstand lenken". Unter dem Blickwinkel der Gestalt-Feld-Gesetze sieht K. W. Bash (1955) in der unwillkürlichen Aufmerksamkeit zwar „nichts als das bewußte Erlebnis figuralen Hervortretens" und keinen wesentlichen Unterschied zur willkürlichen Aufmerksamkeit; im Grunde aber stellt er die gleichen Erscheinungen fest wie H. Bürger-Prinz und H. J. Weitbrecht, wenn er bei fortgeschrittenen Stadien der Antriebsschwäche eine weitgehende Entleerung des Bewußten findet und ausdrücklich sagt, „der Kranke wirkt wie ausgelöscht, die Zeit steht schließlich für ihn still".

H. J. Weitbrecht (1963) unterscheidet zwischen der aktiven Zuwendung und dem passiven Angezogenwerden der Aufmerksamkeit (ebenso P. R. Hofstätter) und weist damit — ohne dies eigens auszusprechen — ebenfalls auf die Bedeutung der Antriebsfunktion hin. Für K. Beringer (1941) und H. Bürger-Prinz entspricht der Antriebsleeere eine Bewußtseinsleere, wobei die Organisation von Wahrnehmungsfeld und Antrieben als wesentliche Faktoren im strukturellen Aufbau des Bewußtseins dieses erst ermöglichen (H. Bürger-Prinz, 1962).

(H. W. Gruhle sieht jedoch das Bewußtsein als das Primäre an, „weil es alles erfassen, sich auf alles richten und alles beleuchten kann".)

Die Beeinträchtigung der „niedrigeren" Aktivitätsform des Antriebes (vitaler Antrieb) hat also sehr komplexe Folgen und schließt eine Störung der höheren Aktivitätsform (Spontanantrieb) mit ein, wie dies einem allgemeinen Prinzip im hierarchischen Funktionsaufbau entspricht. Unter diesem Aspekt muß die Störung bis ins Vorfeld der Willensbildung und der Handlung hineinreichen. So betont A. BOSTROEM (1928), daß die treibende Kraft nicht nur im Temperament (Antrieb) liege, sondern auch mit Hilfe von immer wieder neuen, erneuten, klar überlegten Willensentschließungen das gleiche Ziel erreicht werden könne, allerdings sehr viel mühsamer. Die bewußte Zielvorstellung mit dem Wissen um Mittel und Folgen, die darin zum Ausdruck kommt, ist nach K. JASPERS ein wesentliches Kriterium des Willensaktes. „Nur wenn Wahl und Entscheidung in irgend einer Art erlebt ist, sprechen wir von Willen, von Willkürhandlungen" (K. JASPERS). Ist der Wille aber purer (Wahl-)Akt, so kann er — nach der Ansicht von K. SCHNEIDER — nur dort angreifen, wo Strebungen vorhanden sind; daraus ergibt sich wieder eine enge Abhängigkeit des Willens vom Antrieb, die jedoch nur bei einer stärkeren Ausprägung der Antriebsstörung deutlich wird. K. W. BASH unterscheidet ebenfalls zwischen Antrieb und Willen, „da das Wollen im Sinne der bewußten Beschlußfassung, des subjektiven Erlebnisses anscheinend freier Entscheidung bei geschwächtem Antrieb, woran seine Ausführung dann scheitert, eine Zeitlang noch vor sich gehen kann. Es bleibt dann beim Entschluß oder bestenfalls beim Ansatz, welcher hinterher rasch abbröckelt oder verläuft. Später erlischt auch jedes Bedürfnis des Wollens".

Nach K. JASPERS muß sich eine Störung einer Reihe von Einzelleistungen auf den gesamten Leistungszustand, den psycho-physischen Grund der Leistung und die Ablaufsweise auswirken. Mangelnde Spontaneität und Initiative werden auch die Denkfähigkeit beeinflussen, und die Gesamtheit der gestörten Funktionen kann als organischer Persönlichkeitsabbau imponieren. Obwohl die Urteilsfähigkeit als „Zentralfaktor der Intelligenz" (K. JASPERS) und wesentliche Vorbedingungen (z. B. Merkfähigkeit und Gedächtnis) nicht gestört sind, darf doch eine Störung intellektueller Funktionen angenommen werden. Die strukturelle Seite der Intelligenz ist in diesem Syndrom weniger ergriffen als die energetische (D. WECHSLER, n. P. R. HOFSTÄTTER, 1957). Ebenso wie K. JASPERS definiert R. MEILI (1961) die Intelligenz von der Leistung her; er fügt der Definition noch ein weiteres Kriterium hinzu, und zwar den zeitlichen Ablauf des Denkaktes. Dieser ist ohne Zweifel ebenfalls verändert.

Aus der Mannigfaltigkeit und der Verknüpfung der Störungen läßt sich ableiten, daß Patienten, die in dieses IV. Syndrom eingeordnet werden müssen, nicht mehr in der Lage sind, wesentliche Leistungen zu vollbringen, seien sie körperlicher oder psychischer Art. Diese Kranken sind in überwiegend pathischer Seinsweise ihrer Krankheit verhaftet; sie sind weitgehend und auch bei kleineren persönlichen Verrichtungen auf fremde Hilfe angewiesen. Soweit bei den Patienten dieser Gruppe überhaupt noch eine Aktivität zur Entfaltung kommt und diese dann auch zu einem Willensakt hinführt, ist sie ganz oder überwiegend geprägt von der körperlichen Behinderung und ausgerichtet auf die einfachsten Handlungen. Psychische Elastizität und Anpassung fehlen; Starrheit oder Zähflüssigkeit auf seiten der Affektivität überwiegen, nur selten schlägt diese um, macht für kurze Zeit einer labilen, meist weinerlichen Reaktion Platz und kehrt dann wieder zur Ausgangslage zurück. Die Stimmung ist durchgehend sehr gedrückt.

Die Minderung des vitalen Antriebes und die Beeinträchtigung des Interesses, der Willensbildung, der Aufmerksamkeit und zeitweise auch der Auffassung sowie eine gewisse Verlangsamung des Denkens entsprechen dem Bild einer organischen Persönlichkeitsveränderung; diese wirkt sich auch auf die Intelligenz aus, zumindest soweit sie von der Leistung und den praktischen Erfordernissen her zu definieren ist. Die Bewältigung von experimental-psychologischen Aufgaben (z. B. HAWIE und RAVEN als Intelligenzprüfungen) macht den Patienten zwar erhebliche Mühe und ist nur mit häufigen Pausen möglich; die Leistungen sind aber gelegentlich besser, als man dies nach dem klinischen Eindruck und den Angaben der Angehörigen erwarten durfte. Ein Teil der für die intellektuellen Funktionen notwendigen Apparate sind demnach intakt. Unter besonders günstigen Voraussetzungen sind noch Leistungen möglich, ohne daß sich daraus aber wesentliche Konsequenzen für die Erfordernisse des Alltags ergeben; hier versagen diese Patienten durchweg.

Fallbeispiel 7:
C. V., weibl., geb. 1903, Hausfrau, Op.-Nr. P 1152.
IQ (HAWIE verbal) 91; RAVEN Percentil 23; Zahlennachsprechen (vor und zurück) 11.
Wahrscheinlich postencephalitisch bedingter Parkinsonismus.
Beginn der Symptomatik 1954 mit Tremor der linken Hand, seit 1957 auch Übergreifen auf die rechte Körperseite. Erhebliche Verschlechterung des Zustandsbildes nach einem Unfall mit längerer Krankenhausbehandlung etwa ein Jahr vor der Aufnahme. Bei der Aufnahme im Sommer 1960 fanden sich deutlich rechts überwiegender Rigor und Tremor, ausgeprägte Haltungs- und Gangstörung, fehlende Mitbewegungen beiderseits sowie Pro- und Retropulsionen. Auch die vegetative Symptomatik war recht deutlich ausgeprägt (vermehrtes Schwitzen, Salbengesicht). Die Patientin war stark gedrückt, affektiv eingeengt und interesselos. Sie hielt sich meist im Bett auf, äußerte kaum einmal einen spontanen Wunsch. Die treibende Kraft zur Aufnahme in die Klinik war der Ehemann, obwohl die Patientin vor 2 Jahren bereits den Wunsch geäußert hatte, sich operieren zu lassen. Seit dem Unfall jedoch — so berichtete der Ehemann — seien alle Energie, aller Lebensmut und alles Interesse gewichen. Seither habe es auch zu Hause Zwistigkeiten in der Familie gegeben, vor allem mit der Tochter. Er sei auch derjenige gewesen, der nun von sich aus immer wieder an die Klinik geschrieben habe, um die Aufnahme möglichst bald zu erreichen. Bei einer längeren Unterhaltung wirkte die Patientin für kurze Zeit warmherziger und affektiv schwingungsfähiger; sie empfand angeblich jetzt selbst, daß sie früher mehr Energie und Interessen gehabt habe.

Fallbeispiel 8:
T. L., weibl., geb. 1912, Hausfrau, Op.-Nr. P 579.
IQ (HAWIE verbal) 96; RAVEN Percentil 42; Zahlennachsprechen (vor und zurück) 8.
Postencephalitisch bedingtes Parkinsonsyndrom.
Beginn 1954 mit Steife im rechten Arm und 1955 mit Behinderung im rechten Bein, seit 1957 Übergreifen auch auf die linke Seite. Im Januar 1959 fand sich ein rechts betontes Parkinsonsyndrom mit deutlicher Haltungs- und Gangstörung, mäßigem Rigor, geringem Tremor und ausgeprägter Akinese. Der Ehemann berichtete, daß seine Frau früher immer empfindlich gewesen sei, aber einen starken Willen gehabt habe. Sie sei eher in sich gekehrt als ausgelassen gewesen, rasch einmal verstimmt, habe manchmal etwas auf sich bezogen. In der letzten Zeit habe sie „sehr nahe ans Wasser gebaut", sie lasse alles gehen, habe keinerlei Schwung mehr, er müsse sehr vorsichtig sein, damit sie nicht bei jeder kleinen Gelegenheit in Tränen ausbreche. Seine Frau sei früher sehr sportlich gewesen, habe auch eine Reihe von Sportarten aktiv ausgeübt; seit sie krank sei, habe sie damit aufgehört. Die Patientin selbst wirkte etwas lahm, deutlich antriebsarm, eingeengt und manchmal fast etwas abgesperrt, dabei gelegentlich empfindlich. Trotz der etwas geringeren neurologischen Störung (im Vergleich zu den anderen Patienten dieses Syndroms) konnte sich die Patientin nicht alleine anziehen. Bewegungsansätze blieben häufig bereits in den Anfängen stecken. Wurde die Patientin etwas energischer aufgefordert, so zeigte sich eine deutliche Affektlabilität. Sie gab an, daß es ihr am besten gehe, wenn sie alleine sei. Nach der Durchführung der Gasencephalographie war die Akinese noch stärker, die Patientin war kaum zu bewegen, das Bett zu verlassen.

Das vorliegende Syndrom zeigt eine deutliche Nivellierung der Persönlichkeit; man kann jetzt von einer ausgeprägten *„Parkinsonpsyche"* sprechen.

Die hier eingereihten Patienten sind sich in ihrem körperlichen Vermögen und ihrer psychischen Leistung weitgehend ähnlich, individuelles Interesse gibt es nicht mehr. Am liebsten möchten sie ganz in Ruhe gelassen werden, wenn sie nicht für Handreichungen fremder Hilfe bedürfen. Die Anamnese können sie zwar einigermaßen gegliedert und folgerichtig wiedergeben. Auf Anforderungen von außen sind die Reaktionsweisen aber weitgehend uniform gestaltet. In einer eingehenden Exploration speziell darauf angesprochen, berichten sie, daß sie die Veränderung gegenüber den gesunden Tagen empfinden und auch gegenüber der Zeit, in der sie von der Parkinsonkrankheit noch geringer betroffen waren. Eine Reflexion, aus der das Persönlichkeitsbewußtsein erwächst (K. JASPERS) und eine Distanzierung (F. J. J. BUYTENDIJK, 1958) ist nur noch in begrenztem Umfang möglich. Die Aktivität des Ich, als eine der formalen Voraussetzungen für das Ichbewußtsein (K. JASPERS), ist erheblich beeinträchtigt und die Struktur der Persönlichkeit verändert. Mit K. SCHNEIDER darf man deshalb von einer Veränderung des „Kerns der Persönlichkeit" sprechen. Störungen des Gedächtnisses, der Merkfähigkeit oder der Urteilsfähigkeit sind jedoch nicht nachweisbar. In einigen Fällen ist zwar eine Einschränkung der Merkfähigkeit beim Zahlennachsprechen zu finden, im Rahmen des Gesamtbefundes dürfte sie aber auf eine Störung der Aufmerksamkeit zu beziehen sein.

V. Syndrom: Veränderung der Persönlichkeit, Beeinträchtigung von Merkfähigkeit, Gedächtnis, Auffassung und Konzentration, Denken sowie von Kritik- und Urteilsfähigkeit

Die Ausfälle im vierten Syndrom erlauben es nicht, bei diesen Kranken von einem „besinnungserfüllten Persönlichkeitsbewußtsein" (G. E. STÖRRING, 1953) zu sprechen. Jetzt aber sind die Patienten nicht nur in ihrer Persönlichkeit und der praktischen Intelligenz, sondern auch hinsichtlich der Merkfähigkeit, des Gedächtnisses, der Auffassung, der Konzentration und in einigen Fällen auch hinsichtlich der Kritik- und Urteilsfähigkeit beeinträchtigt. Auffassung und Denkfähigkeit, die im vorher erwähnten Syndrom schon zeitweise erschwert und verlangsamt waren, sind nun in erheblichem Maße gestört; dazu kommt noch die Einschränkung der Konzentrationsfähigkeit, die allerdings bei Syndrom IV etwas tangiert sein konnte. Auch unter besonders günstigen Bedingungen bleibt die psychische Leistungsfähigkeit erheblich und in allen Bereichen eingeschränkt. Im Vergleich zu dem früheren Syndrom kommen Faktoren hinzu, die sich allgemein nur im Rahmen einer Demenz finden lassen, einerlei, ob man diesen Begriff weit oder eng faßt. Nach der Auffassung von K. SCHNEIDER müssen die Patienten dieser Gruppe also als dement bezeichnet werden. (Da eine schwere Demenz eine absolute Kontraindikation zur stereotaktischen Operation ist, handelt es sich lediglich um nicht sehr ausgeprägte Formen. Wir haben es also mit einer Auswahl zu tun; darauf wird im einzelnen später noch eingegangen.)

Die Veränderung der Persönlichkeit, die mnestischen Störungen und die Beeinträchtigung von Auffassung, Konzentration und Denkfähigkeit sind für die globale Klassifizierung als Demenz hinreichend, auch wenn nicht in allen Fällen ein Abbau der Urteilsfähigkeit vorhanden ist. Mit K. JASPERS, A. BOSTROEM, C. WEINSCHENK u. a. unterscheiden wir einerseits eine Störung der Merkfähigkeit, also der Möglichkeit, neues Material aufnehmen und reproduzieren zu können — z. B. Nachsprechen von Zahlenreihen — und andererseits eine Beeinträchtigung des Gedächtnisses, die sich auf das Altgedächtnis und die Erinnerung erstreckt — z. B. auf das längere Behalten von Zahlengruppen. Die Minderung der Auffassung wird jetzt nicht nur durch affektive Momente und durch mangelnde Tenazität der Aufmerksamkeit hervorgerufen (A. BOSTROEM); als eine Funktion der Intelligenz (K. JASPERS) wird die Auffassung außerdem durch die Merkfähigkeit und die Ablaufweise des Seelenlebens beeinflußt und entsprechend alteriert. Die Herabsetzung der Konzentrationsfähigkeit tritt erst in diesem Syndrom stärker hervor [im vorangehenden war sie durch den Mangel an Zuwendung und Spannkraft (Antrieb) zeitweise beeinträchtigt]. Die enge Beziehung zu Merkfähigkeit und Denkfunktionen und — wie in Syndrom IV — zur Aufmerksamkeit (P. R. HOFSTÄTTER, H. J. WEITBRECHT) muß hier ihren Ausdruck finden. Bei den *Denkstörungen* geht es vornehmlich um die Denkfähigkeit, einer Komponente des formalen Denkens. Allerdings ist nach K. SCHNEIDER eine scharfe Trennung von Denkverlauf, Denkakten, -inhalten und Denkleistung nicht möglich. H. W. GRUHLE meint, daß in jeder Wahrnehmung und Vorstellung „viel Denkerisches" stecke, es müsse ein Bezugssystem vorhanden sein und eine anschauliche-unanschauliche Begriffswelt (im gleichen Sinne P. R. HOFSTÄTTER). Es ist nicht nur die Verlangsamung des Ablaufes, die ja bei den Patienten in Syndrom IV zumindest zeitweise zu finden war, sondern auch der Mangel an Auffassung, Konzentration und Vorstellungsvermögen, der jetzt das Denken beeinträchtigt. Gleichzeitig darf man eine Einengung der Begriffswelt annehmen — jedenfalls fehlt der Anreiz —, die dafür notwendigen mnestischen Funktionen sind ebenfalls herabgesetzt. Je nach Ausprägung dieser Veränderungen — man wird sie sich nicht als feststehende Größen vorstellen dürfen — resultiert dann eine Störung der *Urteilsfähigkeit,* die als Kernsymptom (K. SCHNEIDER) der Demenz aufzufassen ist. Die Urteilsfähigkeit ist für K. W. BASH ebenfalls eine Funktion, die zum Denken gehört und die mit der Begriffsbildung verbunden ist (das Denken gehe zwar in die Intelligenz mit ein, „doch macht es ihr Wesen allein nicht aus"). Damit rundet sich das Bild. Die enge Abhängigkeit der einzelnen Komponenten voneinander läßt eine Trennung oft gezwungen erscheinen. Die intellektuellen Funktionen müssen in diesem Syndrom also stärker gestört sein als in den früheren, da Mnestisches, Auffassung, Konzentration und Denkfähigkeit in einer ganz besonderen Beziehung zueinander stehen.

Die wenigen Patienten mit diesem Syndrom — wie schon erwähnt, handelt es sich um eine strenge Auswahl — sind also psychisch sehr schwer verändert. Geordnete Angaben zur Anamnese sind von den Kranken selbst nicht zu erhalten. Gedächtnislücken werden konfabuliert oder einfach übergangen, wenn bei der Exploration auf Angaben von Einzelheiten insistiert wird. Die Verlangsamung und die Erschwernis des Denkens, der Auffassung und der Konzentration wirken sich bei allen Patienten neben den mnestischen Störungen auf die Begriffsbildung und die Urteilsfähigkeit aus.

Fallbeispiel 9:
H. E., männl., geb. 1906, früher Maschinenbauingenieur, nach dem Krieg in der Verwaltung tätig. Op.-Nr. P 970.
IQ (HAWIE verbal) 104; RAVEN Percentil 50; Zahlennachsprechen (vor und zurück) 8.
Paralysis agitans mit familiärer Belastung. (Nicht auszuschließen in der Genese des Parkinsonismus ist eine stärkere Grippe im Jahre 1937, bei der möglicherweise auch cerebrale Begleiterscheinungen bestanden haben.)
Beginn der Symptomatik im Jahre 1950 mit rechtsseitigem Rigor. Seit 1955 war der Patient trotz zweimaliger längerer Aufenthalte in einer Parkinsonklinik arbeitsunfähig. Der

Patient fühlte sich nur einigermaßen wohl, wenn er ganz allein war. Seit 1959 war er fast ausschließlich auf fremde Hilfe angewiesen. Psychisch stark depressiv, etwas affektlabil und weich, wirkte er in sich gekehrt und im Antrieb deutlich verarmt. Er war verlangsamt und schwunglos. Sein Gedankenablauf war gehemmt und zähflüssig, seine Interessen stark eingeengt. Die Konzentration erschien herabgesetzt, außerdem imponierte eine leichte Merk- und eine mäßige Gedächtnisschwäche. Die Angaben zur Anamnese waren spärlich und unzusammenhängend, so daß wir uns im wesentlichen auf den Bericht der Ehefrau stützen mußten. Das gesamte Zustandsbild imponierte als organische Wesensänderung mit Persönlichkeitsabbau. Am 3. Tag nach der Gasencephalographie kam es bei noch weiterer Verstärkung der Akinese und infolge einer Schluckstörung zur Aspiration und Bronchopneumonie, die erst durch eine längere internistische Behandlung ausgeheilt werden mußte. Während dieser Behandlung zeigte der Patient kaum Interesse an den Vorgängen in seiner Umgebung. Der Zuspruch seiner Frau munterte ihn nur unwesentlich auf; eine nochmalige kritische Stellungnahme zur operativen Behandlung erfolgte nicht. Auf Drängen der Ehefrau wünschte der Mann die Operation, doch hatte man den Eindruck, daß er alles einfach über sich ergehen ließ.

Fallbeispiel 10:
J. R., weiblich, geb. 1905, Hausfrau, Op.-Nr. P 1310.
IQ (HAWIE verbal) 85; RAVEN Percentil 18; Zahlennachsprechen (vor und zurück) 8.
Postencepalitischer Parkinsonismus nach einer im Jahre 1922 durchgemachten Encephalitis.
1935 Beginn mit Tremor der rechten Hand. 1945 Zungentremor und Kinntremor, in den folgenden Jahren Blickkrämpfe und schmerzhafte Spannungszustände im rechten Arm, später auch im rechten Bein, und Zwangsdenken. 1958 wurde in einer Universitäts-Nervenklinik bereits ein intellektueller Abbau mit Verlangsamung der psychischen Funktionen und Stimmungslabilität festgestellt. Neurologisch zeigten sich im März 1961 fast ausschließlich rechtslokalisiert heftiger Tremor und mäßiger Rigor; außerdem Kinntremor und ein von affektiver Erregung abhängiges krampfartiges Vorstrecken der Zunge. Die Patientin hatte fortwährend hypochondrische Befürchtungen wegen ihres Stuhlganges, die sie immer wieder stereotyp jammernd vorbrachte. Sie wirkte kritik- und urteilsschwach im Rahmen einer mäßigen Demenz (dieser Befund wurde von Fachkollegen einer Universitäts-Nervenklinik bestätigt). Das unmittelbare Zahlennachsprechen war gering gestört, das Zahlengedächtnis etwas stärker herabgesetzt. Indikation für den operativen Eingriff waren der äußerst grobe und durch medikamentöse Einflüsse praktisch nicht zu beherrschende Tremor der rechten Hand und das quälende krampfartige Vorstrecken der Zunge.

Bei der Auswahl der Patienten mit Syndrom V wurden in jedem Einzelfall Persönlichkeitsabbau und leichte bis mäßige Demenz als relative Kontraindikation gewertet und gegen jene Gründe abgewogen, die eine Operation besonders indiziert erscheinen ließen. Die neurologische Symptomatik war im allgemeinen etwa gleich stark wie bei den Patienten mit Syndrom IV und stärker als in den ersten drei Syndromgruppen.

Zusammenfassender Überblick über die psychopathologischen Syndrome

Alle Parkinsonkranken waren vor der Operation psychisch mehr oder minder verändert. Alteration von Stimmung und Affektivität standen bei den leichten psychischen Syndromen im Vordergrund. In Syndrom I wurden die Patienten zusammengefaßt, die lediglich eine depressive Verstimmung erkennen ließen, in Syndrom II dann solche, die dazu auch eine affektive Labilität oder Starre zeigten.

Dagegen gab es Kranke mit schwereren psychischen Störungen sowohl des vitalen Antriebs, der Interessen- und der Willensbildung, als auch — in einem geringen Prozentsatz der Fälle — der Merkfähigkeit, des Gedächtnisses, der Auffassung, Konzentration und manchmal sogar der Denk-, Kritik- und Urteilsfähigkeit. Verständlicherweise waren Grundstimmung und Gefühlsleben ebenfalls erheblich beeinträchtigt, doch trat das den genannten, viel umfassenderen Veränderungen gegenüber kaum in Erscheinung. In Syndrom IV wurden Patienten mit einer Herabsetzung des vitalen Antriebs und einer Einschränkung der Interessens- und Willensbildung eingeordnet. Waren schließlich zusätzlich noch Symptome vorhanden, die auf einen organischen — und im allgemeinen nur im Rahmen einer Demenz vorkommenden — Abbau hinwiesen, so wurden diese (wenigen) Patienten in das Syndrom V eingereiht.

Zwischen den Syndromen I und II mit den geringen psychischen Abweichungen und den Syndromen IV und V, die bereits eine Veränderung der Persönlichkeit beinhalten, mußte als Übergangs- oder Zwischenstadium das Syndrom III eingefügt werden. Diese Kranken zeigten die Symptome des Syndroms II — meist in etwas weniger starker Ausprägung — und zusätzlich noch eine Herabsetzung des spontanen Antriebs, der Spontaneität. Die Art der Antriebsstörung — in Syndrom III nur eine quantitative Beeinträchtigung — dient somit als ein differentialdiagnostisch wichtiges Kriterium zur Abgrenzung gegenüber Syndrom IV, in dem nicht nur die Quantität, sondern auch die Qualität des Antriebs verändert ist (Minderung des vitalen Antriebs).

Psychische Veränderungen geringeren Grades finden sich somit bei den Patienten in den Syndromen I und II; demgegenüber zeigen die Kranken in den Syndromen IV und V eine tiefgreifende Alteration, die sich bis in den Bereich der Persönlichkeit erstreckt. Wir haben in den Syndromen I bis V damit eine dem Schweregrad nach progressive Reihe psychischer Alterationen, wobei jeweils das folgende Syndrom die Veränderungen des vorangehenden einschließt.

III. Kasuistik

1. Aufgliederung der Fälle nach den präoperativ festgestellten psychopathologischen Syndromen. Einfluß der Operationsindikation auf die Zusammensetzung der Untersuchungsreihe

Von über 750 Parkinsonpatienten, die zwischen März 1959 und April 1961 zur Durchführung einer stereotaktischen Hirnoperation vorgesehen waren, sind ohne eine besondere Auswahl 150 Patienten für eingehende psychopathologische, neurologische und — etwa die Hälfte der Kranken — auch für experimentalpsychologische [9] Untersuchungen herangezogen worden. Bei 129 Pat. liegen im Sinne der Fragestellung verwertbare Vergleichsuntersuchungen vor, die präoperativ, kurze Zeit nach und schließlich nochmals in einem längeren zeitlichen Abstand nach der Operation durchgeführt wurden. Als wir die Patienten ohne eine besondere Auswahl „rein zufällig" zusammenstellten, lag es in unserer Absicht, einen repräsentativen Querschnitt für die Patienten zu erhalten, die zwischen März 1959 und April 1961 an der Freiburger Neurochirurgischen Klinik zur Operation gelangten.

---

[9] Von den experimentalpsychologischen Untersuchungen werden hier nur die Ergebnisse des präoperativ ermittelten Verbalteils des Hamburg-Wechsler-Intelligenztestes verwertet; über diese Ergebnisse wird im einzelnen später in einem gesonderten Kapitel berichtet. Die Untersuchungen waren möglich dank der Unterstützung des Institutes für Psychologie und Charakterologie der Universität Freiburg i. Br. (Direktor Prof. Dr. R. Heiss) und durch das stete Entgegenkommen von Herrn Prof. Dr. K. H. Wewetzer, jetzt Direktor des Psychologischen Institutes der Universität Gießen a. d. L.

Das gesamte Krankengut läßt sich nach den *präoperativen* psychopathologischen Syndromen folgendermaßen aufschlüsseln:

Syndrom 0 (unauffällig)	= Kein Patient
Syndrom I	= 19 Pat.
Syndrom II	= 44 Pat.
Syndrom III	= 33 Pat.
Syndrom IV	= 20 Pat.
Syndrom V	= 13 Pat.

Kein Patient war präoperativ psychisch völlig unauffällig. Der leichteste Grad einer psychischen Veränderung, eine depressive Verstimmung (Syndrom I), war bei 19 Pat. (= 14,7%) nachweisbar. In das Syndrom II, das durch eine Veränderung der Stimmung und der Affektivität geprägt ist, waren 44 Kranke (= 34,1%) einzuordnen. Zum Syndrom III — gekennzeichnet durch eine Veränderung der Stimmung, der Affektivität und eine Herabsetzung des spontanen Antriebes — gehörten 33 Pat. (= 25,6%), zu Syndrom IV 20 Pat. (= 15,5%). Hier waren die psychischen Störungen durch die Veränderung des Gefühls- und Affektlebens sowie durch eine Minderung des vitalen Antriebs, der Interessen und der Willensbildung charakterisiert. Das Syndrom V — definiert durch die Persönlichkeitsveränderung und eine mehr oder minder starke Demenz — findet sich bei 13 Kranken (= 10,1%).

Wenn man die Syndromeinteilung vereinfacht und psychopathologisch ähnliche Syndrome zu größeren Gruppen zusammenfaßt, dann läßt sich folgende klassifizierende Ordnung herstellen:

Leichte psychische Syndrome (I und II), Zwischen- oder Übergangssyndrom (III) und schwere psychische Syndrome (IV und V).

Überprüfen wir an Hand dieser Ordnung den zahlenmäßigen Anteil der Patienten in den verschiedenen Syndromgruppen, dann ergibt sich folgendes Bild:

Leichte psychische Syndrome (I u. II)	Zwischen- oder Übergangssyndrom (III)	Schwere psychische Syndrome (IV u. V)
63 Fälle (48,8%)	33 Fälle (25,6%)	33 Fälle (25,6%)

Die Patienten mit geringer ausgeprägten psychischen Veränderungen sind also wesentlich zahlreicher. Das Zwischen- oder Übergangssyndrom ist zahlenmäßig ebenso stark wie die Syndromgruppe mit einer Persönlichkeitsveränderung.

Ehe weitere Einzelheiten behandelt werden, muß die Verteilung der Patienten auf die einzelnen Syndrome eingehender betrachtet werden. Klinische *Auswahl der Patienten* und Indikationsstellung zur Operation haben fraglos einen Einfluß auf die Besetzung der einzelnen psychopathologischen Syndromgruppen. Die Bedeutung dieser Auswahlgesichtspunkte geht zunächst daraus hervor, daß 48,8% der Patienten psychisch nur wenig verändert sind (Syndrome I und II). In der Sammelgruppe I und II ist die Zahl der Kranken mit den leichtesten psychischen Abweichungen (Syndrom I) auffällig niedrig; es finden sich 30% der Patienten mit Syndrom I und 70% mit Syndrom II.

Dies ist offensichtlich auf die Selektion zurückzuführen: Denn im allgemeinen werden von der Operation solche Patienten zurückgestellt, bei denen die klinischen Symptome gering und die konservativen Behandlungsmöglichkeiten noch nicht voll ausgeschöpft sind; diese Kranken sind — so kann man nach der allgemeinen Erfahrung annehmen — auch psychisch wohl geringer tangiert (wir haben das jedoch nicht untersucht). — Die Patienten mit Syndrom II sind zwar neurologisch stärker behindert als diejenigen mit Syndrom I, sie sind jedoch psychisch noch relativ wenig verändert. Bei diesen Kranken haben wir also sehr gute Vorbedingungen für eine operative Behandlung; hierin liegt zweifellos der Grund, daß das Syndrom II prozentual am stärksten besetzt ist (34,1%). In den folgenden Syndromgruppen sind die Patienten dann immer weniger zahlreich. Die relativ große Zahl von Operierten mit Syndrom IV/V scheint nun in einem Widerspruch zu der Forderung zu stehen, Patienten mit stärkeren cerebralen Abbauerscheinungen von der Operation möglichst auszuschließen. Offenbar lagen Gründe vor, von dieser allgemeinen Regel in einer Reihe von Fällen abzuweichen und diese Patienten doch einer stereotaktischen Operation zuzuführen. Maßgebend waren frühere Erfahrungen, daß manche Patienten, bei denen präoperativ eine Veränderung der Persönlichkeit und sogar eine Demenz diagnostiziert werden mußte, bei den Nachuntersuchungen eine ganz erhebliche Besserung des psychischen Befundes gezeigt hatten. (Damit bestanden schon zu Beginn unserer Untersuchungen Anhaltspunkte dafür, daß eine Persönlichkeitsveränderung und leichtere Formen einer Demenz nicht nur im Rahmen eines irreversiblen cerebralen Abbausyndroms vorkommen, sondern noch rückbildungsfähig sein können.) Dies traf aber nicht auf *alle* derartigen Fälle zu. Einige verschlechterten sich. Wir haben uns deshalb auch die Aufgabe gestellt, jene Kriterien zu finden und aufzuzeigen, welche für die Voraussage der psychischen Folgen der stereotaktischen Operation wesentlich sind.

Die Verteilung der Patienten auf die Syndrome I, II, IV und V war also unter dem Gesichtspunkt der klinischen Auswahl etwa in dieser Zusammensetzung zu erwarten. Warum ist aber die Anzahl der Patienten mit dem Zwischen- oder Übergangssyndrom III relativ hoch (25,6% aller Patienten), obgleich die hier erstmalig zutage tretende Antriebsstörung nach den klinisch gewonnenen Erfahrungen sich operativ nicht gut beeinflussen läßt? Der Mangel an Spontaneität — und das, was wir beim Parkinsonkranken davon sehen, nämlich die Akinese — wurde wahrscheinlich noch nicht genügend beachtet und deshalb klinisch nicht erfaßt. Neben den psychopathologischen waren deshalb auch noch andere, und zwar körperliche Kriterien zu suchen, die für eine Spontaneitätsminderung sprechen konnten (im einzelnen wird darauf in den Abschnitten über die Behinderung bei den persönlichen Verrichtungen und über die Feststellungen hinsichtlich der Arbeitsfähigkeit — Hilfsbedürftigkeit eingegangen).

2. Einteilung der Fälle nach klinisch-ätiologischen Gesichtspunkten und Aufgliederung nach psychopathologischen Syndromen

Es werden zwei ätiologische Gruppen einander gegenübergestellt:

1. Der postencephalitische Parkinsonismus (hier sind auch die Patienten mit einem erheblichen Verdacht auf eine postencephalitisch bedingte Erkrankung mit einbezogen):

57 Pat. (= 44,2%).
Durchschnittsalter 51,8 Jahre [5 Pat. (= 8,8%) unter 40, ältester Pat. 66 Jahre], durchschnittliche Krankheitsdauer 11,8 Jahre (längste Krankheitsdauer 30 Jahre). Verteilung nach Geschlecht: 30 Männer (= 52,6%), 27 Frauen (= 47,4%).

2. Der Parkinsonismus anderer Genese (Fälle mit unklarer Genese 40, arterio-
sklerotische 8, idiopathische 24, davon genuine 11 und familiäre 13) [10]:

72 Pat. (= 55,8%).
Durchschnittsalter 54 Jahre [2 Pat. (= 2,8%) unter 40, ältester Pat. 72 Jahre],
durchschnittliche Krankheitsdauer 7,5 Jahre (längste Krankheitsdauer 35 Jahre).
Verteilung nach Geschlecht: 44 Männer (= 61,1%), 28 Frauen (= 38,9%).

(Unter den Fällen mit unklarer Genese sind möglicherweise einige postencephalitisch bzw. idiopathisch bedingte Zustandsbilder, ohne daß dies nach der Anamnese
oder dem klinischen Befund beweisbar wäre [11].)

Ordnet man die beiden ätiologischen Gruppen in die fünf psychopathologischen
Syndrome ein, so zeigen sich stärkere Unterschiede in der zahlenmäßigen Verteilung
lediglich bei den Syndromen I und II (siehe dazu unterbrochene Linien im Summendiagramm 5, S. 69). Bei den Postencephalitikern sind die Syndrome I und II praktisch
gleichmäßig besetzt, bei den Patienten mit einem Parkinsonismus anderer Genese findet sich hier ein erheblicher Unterschied: die Zahl der Patienten ist in Syndrom II
über fünfmal größer als in Syndrom I. Die Differenz der beiden ätiologischen Gruppen ist statistisch signifikant, p ist kleiner als 1%.

Diese Verteilung ist, wie wir im folgenden Abschnitt erörtern werden, wahrschein-
lich auf die differente Ätiologie zurückzuführen, wobei sich aber auch ein gewisser
Einfluß des höheren Lebensalters bei den Patienten mit Park.a.G. nicht von der
Hand weisen läßt.

3. Beziehung zwischen psychopathologischen Syndromen und Lebensalter

Ehe wir vom Einfluß des Lebensalters auf die Unterschiede zwischen den beiden
ätiologischen Gruppen sprechen, muß auf die Altersverteilung der Patienten in der
gesamten Untersuchungsreihe eingegangen werden. Das Durchschnittsalter liegt bei
53,1 Jahren. Fragt man nach der Zuordnung zu den drei Syndromgruppen, so ergibt
sich (Prozentanteile in Klammern):

Alter/Syndrome	I/II	III	IV/V	Σ %
bis 50 Jahre	17 (58,6)	8 (27,6)	4 (13,8)	29 (22,5)
51—60 Jahre	35 (44,3)	23 (29,1)	21 (26,6)	79 (61,3)
61—72 Jahre	11 (52,4)	2 (9,5)	8 (38,1)	21 (16,2)
	63	33	33	129

Es sind demnach 29 Pat. jünger als 51 Jahre, der Großteil (79 Kranke) ist zwischen
51 und 60 Jahre alt, 21 sind über 61 Jahre.

---

[10] Als genuin wurden die Krankheitsbilder bezeichnet, die um das 60. Lebensjahr auftraten
und bei denen keine Erblichkeit und keine Zeichen einer cerebralen Arteriosklerose nachgewie-
sen werden konnten.

[11] Patienten mit Hemiparkinson sind in der Einteilung nicht gesondert berücksichtigt worden, da ihre Zahl zu klein war, p.e.Park. 5 (= 8,8%), Park.a.G. 4 Pat. (= 5,4%). Von
129 Pat. waren damit 9, d. h. 6,9%, an einem Hemiparkinson erkrankt. Von diesen Patienten befanden sich je 4 p.e.Park. bzw. Park.a.G. in den Syndromgruppen I und II, ein Patient
(p.e. Park.) gehörte zu Syndromgruppe III.

Zur Beziehung zwischen Alter der Patienten und *Schwere* der psychopathologischen Veränderungen erwartet man, daß ältere Menschen eher in den höheren Syndromgruppen zu finden sind. Tatsächlich zeigten jüngere Kranke eher die Syndrome I bzw. II, ältere eher die Syndrome IV bzw. V. Dies ist zweifellos eine Folge der Selektion im Rahmen der Indikationsstellung zur Operation. Die Differenzen sind aber nicht groß.

Betrachten wir die Altersverteilung *getrennt nach den beiden ätiologischen Gruppen*. Die Patienten mit postencephalitisch bedingtem Parkinsonsyndrom (p.e.Park.) sind durchschnittlich etwas jünger als die mit Parkinsonismus anderer Genese (Park.a.G.): 51,8 zu 54 Jahre. Die Aufteilung in 7 Altersklassen zeigt, daß beim p.e.Park. 9 Pat. (= 15,8% der Gruppe) jünger sind als 46 Jahre, beim Parkinsonismus a.G. sind es nur 2 Pat. (= 2,8%). Zwischen 46 und 50 Jahren ist die prozentuale Verteilung in den beiden ätiologischen Gruppen gleich. Über die Hälfte der Patienten, und zwar beim p.e.Park. 34 Kranke (= 59,6%) und beim Park.a.G. 45 (= 62,5%) sind zwischen 51 und 60 Jahre alt; dabei sind die jüngeren Patienten zahlreicher in der Gruppe des p.e.Park., die älteren dagegen beim Park.a.G. Über 61jährig sind von den Patienten mit p.e.Park. nur wenig mehr als 10% der Gruppe, während es beim Park.a.G. erheblich mehr sind (20,8%). Die Altersverteilung zeigt also: Jüngere Kranke finden sich häufiger bei p.e.Park., ältere häufiger beim Park.a.G.

Damit interessiert nun ferner, ob die Unterschiede in den Altersklassen bei den beiden ätiologischen Gruppen sich auch auf die Verteilung in den psychopathologischen Syndromen auswirken. Speziell zielt die Frage auf den oben erwähnten signifikanten Unterschied zwischen p.e.Park. und Park.a.G. in der Besetzung der Syndrome I und II. Wenn das Alter — und nicht die Ätiologie — als bestimmender Faktor in Frage käme, müßten in Syndrom I die Patienten mit niedrigerem Lebensalter und p.e.Park. überwiegen, in Syndrom II dagegen sollten höheres Lebensalter und Park.a.G. stärker vertreten sein. Soweit die geringe Anzahl der Patienten eine Aussage zuläßt, kann man sagen: Es finden sich keine bedeutenden Differenzen. In Syndrom II sind die Patienten mit Park.a.G. prozentual nicht wesentlich älter als die Kranken mit p.e.Park., lediglich in Syndrom I ist die Alterskategorie über 61 beim Park.a.G. stärker besetzt als beim p.e.Park. Damit muß die unterschiedliche Verteilung der Syndrome I und II in den beiden Gruppen vorläufig aus der differenten Ätiologie heraus erklärt werden.

Abschließend ist über den Einfluß des Lebensalters auf die Fallzahl in den verschiedenen psychopathologischen Syndromgruppen zu sagen: Es läßt sich eine gewisse Häufung älterer Patienten in den Syndromgruppen IV und V finden. Sie geht besonders zu Lasten des Park.a.G., bei dem mehr ältere Kranke zu finden sind als beim p.e.Park. Eine Beziehung des Lebensalters zur Schwere der psychopathologischen Erscheinungen ist möglich, ohne daß dies auf Grund unseres Untersuchungsgutes als gesichert angesehen werden kann.

4. Beziehung zwischen psychopathologischen Syndromen und Krankheitsdauer

Die Annahme, daß die Krankheitsdauer einen Einfluß auf die Verteilung in den psychopathologischen Syndromgruppen hat, ist naheliegend. Denn bei einer langdauernden Erkrankung wirken sich sowohl reaktive als auch primär krankheitsbedingte Veränderungen auf die Psyche stärker aus als bei einer kürzeren Leidenszeit.

Stellen wir die Patienten mit kurzer Krankheitsdauer denen mit besonders langem Leiden gegenüber:

Dauer Jahre	Syndrome 0	I	II	III	IV	V	Σ
bis 4	—	4	11	6	3	—	24 = 18,6%
13—35	—	4	10	7	3	2	26 = 20,1%

In diesen Extremgruppen sind bei annähernd gleicher Zahl der Fälle keine wesentlichen Unterschiede in der Verteilung der psychopathologischen Syndrome vorhanden; die Patienten mit einer langen Krankheitsdauer sind demnach keineswegs stärker psychisch verändert.

Die Mehrzahl der Patienten (48, das sind 37,2%) war zum Zeitpunkt unserer ersten Untersuchung zwischen 5 und 8 Jahren an Parkinson erkrankt, in der Häufigkeitsfolge dann die Klasse mit einer Krankheitsdauer zwischen 9 und 12 Jahren (31 Kranke, d. h. 24,0%); diese beiden zahlenmäßig am stärksten besetzten Kategorien weisen in der Verteilung der psychopathologischen Syndrome ebenfalls keine wesentlichen Unterschiede auf.

Schlüsselt man nun nach den beiden ätiologischen Gruppen auf, so zeigt sich, daß die Krankheitsdauer auch hier keinen Einfluß auf die Schwere der psychopathologischen Erscheinungen hat. Die Streuung ist beim p.e.Park. aber sehr viel größer als beim Park.a.G. Bei fast 70% der Patienten mit Park.a.G. besteht eine Krankheitsdauer bis zu 8 Jahren, während beim p.e.Park. nur 38% der Kranken eine solche Krankheitsdauer haben. Dagegen sind aber 33% der Patienten mit p.e.Park. über 13 Jahre krank, beim Park.a.G. sind es nur 9,4%. Bei einer Krankheitsdauer zwischen 9 und 12 Jahren bestehen nur geringe prozentuale Unterschiede (p.e.Park. 26,3%, Park.a.G. 22,2%). Unsere Patienten mit Park.a.G. leiden also kürzer an ihrer Krankheit und doch ist die Symptomatik — wie wir später sehen werden — ebenso stark ausgeprägt wie bei den Patienten mit p.e.Park. (langsamere Progression beim p.e.Park.?). Bezüglich der früher beschriebenen differenten Altershäufigkeit in den Syndromen I und II der beiden ätiologischen Gruppen sind aus diesen Beobachtungen keine weiteren Schlüsse möglich. Die Patienten mit besonders langer Krankheitsdauer verteilen sich beim p.e.Park. und beim Park.a.G. gleichmäßig auf alle Syndromgruppen.

Die mit der Bewegungsstörung zusammen auftretenden *psychischen Veränderungen* zeigen sich also weitgehend *unabhängig von der Dauer der Krankheit*. Es müssen demnach noch andere Faktoren vorhanden sein, die das Ausmaß der psychopathologischen Veränderungen bestimmen. Deshalb soll nun untersucht werden, ob und wieweit der Grad der psychischen Veränderungen mit dem Ausmaß der Körperstörung korrespondiert.

5. Beziehung zwischen psychopathologischen Syndromen und somatischen Krankheitserscheinungen

a) Klinische Untersuchung, quantitative Auswertung und weitere Auswirkungen der Parkinsonkrankheit

Zunächst zu Art und Methode unserer Untersuchung. Die Patienten wurden vor der Operation, etwa 5—8 Tage danach und einige Monate später nach dem Schema eines *einheitlichen Untersuchungsbogens* (T. Riechert) neurologisch untersucht. In diesem Untersuchungsbogen sind auch Störungen der persönlichen Verrichtungen (Anziehen, Knöpfen, Umdrehen im Bett, Schreiben u. ä.) und subjektive Empfindungen, z. B. Schmerzen, berücksichtigt. 95% der Kranken sind vom Referenten persönlich untersucht worden. Die Bewertung der Einzelsymptome nach einer *Punktskala* (E. W. Fünfgeld) ist damit unter einheitlichen Bewertungsmaßstäben erfolgt. Die zu verschiedenen Zeitabschnitten gewonnenen Einzelbefunde lassen sich somit ohne weiteres linear miteinander vergleichen, Besserung und Progression sind sofort erkennbar. Für jeden Patienten kann durch Addition der Einzelpunkte eine *Gesamtpunktzahl* ermittelt werden, aus der Schwere der neurologischen Symptomatik bzw. Behinderung bei den persönlichen Verrichtungen abzulesen sind. Man hat ferner einen gemeinsamen Nenner für alle Patienten.

Die Ergebnisse können miteinander verglichen und sämtliche prä- und postoperativ ermittelten Werte sowie die der Nachuntersuchungen summarisch erfaßt werden. Da fast alle Patienten persönlich untersucht wurden, liegt ein einheitlicher subjektiver Faktor zugrunde; deshalb ist die Vergleichbarkeit der verschiedenen Untersuchungen gewährleistet.

Im einzelnen sind für die Ausprägung der neurologischen Symptomatik nach der Punktskala folgende *Abstufungen* möglich: Rigor und Tremor der Extremitäten werden getrennt für jede Extremität mit bis zu 12 Punkten gewertet. Daraus ergibt sich eine maximale Gesamtpunktzahl von 96. Für die Beurteilung der übrigen Symptome (Haltung, Gang, Pulsion, Sprachstörungen, Augenstörungen, vegetative Erscheinungen, Akinese und Schmerzen) sind noch weitere 52 Punkte eingesetzt, so daß das Maximum einer neurologischen Gesamtstörung mit 148 möglichen Punkten ausgedrückt wird. Die höchste erreichte Punktzahl bei einem Patienten war 112, die niedrigste 14.

Bei den persönlichen Verrichtungen sind dazu folgende Bewertungen vorgenommen worden: Störung beim Essen und Trinken maximal 15 Punkte, Ankleiden und Knöpfen bis zu 9 Punkte, Störung bei der Benutzung der Toilette bis zu 6 Punkte, Behinderung beim Umdrehen im Bett bis zu 10 Punkte. Daraus folgt eine Gesamtstörung mit maximal 40 Punkten für die persönlichen Verrichtungen. Die höchste erreichte Punktzahl bei einem Patienten war 35, die niedrigste 0.

Wie bei den psychopathologischen Erscheinungsbildern wurden ebenfalls 6 Schweregrade für die neurologische Symptomatik und für die Behinderung in den persönlichen Verrichtungen vorgesehen. Bei der neurologischen Symptomatik erschien die Spanne von 15 Punkten je Schweregrad ausreichend, bei den persönlichen Verrichtungen erwies sich eine solche von 6 Punkten als zweckmäßig.

Als weitere, stark auf den soziologischen Hintergrund abzielende Komponente sind die Angaben über die volle oder partielle *Arbeitsfähigkeit,* die Arbeitsunfähigkeit bzw. die *Hilfsbedürftigkeit* gesondert bewertet worden. Hier wurden 4 Kategorien aufgestellt:

voll arbeitsfähig

= der Patient ist regelmäßig 6—8 Std in seinem erlernten oder schon lange Zeit ausgeübten Beruf tätig; Hausfrauen können ihren Haushalt voll versorgen.

partiell arbeitsfähig

= Patient arbeitet halbtags im Beruf oder in einer ziemlich regelmäßigen, aber nicht voll zu erfüllenden Tätigkeit im Haus oder Garten.

arbeitsunfähig

= Patient kann keiner fortgesetzten Tätigkeit mehr nachgehen und keinen regelmäßigen Aufgabenkreis mehr ausfüllen, Hausfrauen können den Haushalt nicht mehr versorgen, höchstens noch bei einigen Handgriffen mithelfen; bei einigen persönlichen Verrichtungen (z. B. Knöpfen) wird meist fremde Hilfe benötigt.

hilfsbedürftig

= Patient ist im wesentlichen auf fremde Hilfe angewiesen (z. B. beim An- und Auskleiden, Aufsuchen der Toilette, Umdrehen im Bett, Essen und Trinken).

Überschneidungen dieser 4 Begriffe mit den Bewertungen bei den persönlichen Verrichtungen sind nicht zu vermeiden, die soziologischen Aspekte scheinen uns aber — gerade hinsichtlich der Rückwirkung auf die Psyche — einer gesonderten Betrachtung wert. Die gesonderte Bewertung der persönlichen Verrichtungen und die Befragung nach der Arbeitsleistung hatte schließlich noch einen weiteren, bedeutsamen Grund: Wir hofften, damit die Akinese — als Mangel an Antrieb oder als rigorfreie Starre definiert — unabhängig von den psychopathologischen Phänomenen etwas genauer zu erfassen. Darauf wird in den entsprechenden Abschnitten eingegangen.

(Eine völlig andersgeartete Untersuchungsmethode bleibt unberücksichtigt, mit der einfach definierte Bewegungsabläufe nach Zeit und Qualität der Ausführung erfaßt werden — Funktionsdiagnostik der Motorik; es wurde darüber schon berichtet, E. W. FÜNFGELD, 1962 und 1963).

b) Ausprägung der neurologischen Symptomatik

Hat nun die unterschiedliche Ausprägung der neurologischen Symptomatik eine Beziehung zu der Schwere der psychopathologischen Veränderung? Ehe wir eine Beantwortung dieser Frage versuchen, muß nochmals auf die Gesichtspunkte der *Auswahl* der zur Operation angenommenen Patienten aufmerksam gemacht werden (Näheres über Indikation zur Operation siehe Kap. IV). Nur im Rahmen dieser klinischen Auswahl konnten ja die zu unserer Untersuchungsreihe herausgegriffenen Patienten „auswahlfrei" zusammengestellt werden. Gemäß den klinischen Vorbedingungen sind Patienten mit gering ausgeprägten neurologischen Symptomen nur selten operiert worden; wenn zudem noch stärkere psychische Veränderungen vorlagen, wurde ein operativer Eingriff sogar abgelehnt. Diese von einer operativen Behandlung ausgeschlossenen Kranken sind in der vorliegenden Untersuchungsreihe also auch nicht enthalten! Nach der klinischen Erfahrung waren die Erfolge am günstigsten — und gleichzeitig blieben die unerwünschten psychischen Nebenerscheinungen am geringsten —, wenn die Patienten mit ausgeprägten neurologischen „Überschuß"-Symptomen präoperativ nur geringe psychische Veränderungen zeigten. Wegen dieser zweiseitig bestimmten Auswahl ist die Aussage über eine Korrelation zwischen dem Grad der neurologischen Störung und der Schwere des psychopathologischen Bildes von vornherein begrenzt. Es soll aber doch der Versuch gemacht werden, einen solchen Zusammenhang aufzudecken.

Wir wollen die geringer veränderten, in ihrer psychopathologischen Alteration einander recht ähnlichen Patienten in den Syndromgruppen I und II herausgreifen und mit den psychisch am stärksten veränderten Patienten aus den Syndromen IV und V vergleichen. Wie verteilen sich die Patienten in diesen beiden psychopathologischen Extremgruppen nach mäßig, stark und sehr stark ausgeprägten neurologischen Symptomen? Es findet sich bei den Patienten mit Syndrom I und II (63 Pat.) folgende

zahlenmäßige Verteilung der genannten drei neurologischen Schweregrade (Prozentanteile in Klammern):

10 (15,9) : 34 (54,0) : 19 (30,1).

Im Vergleich dazu ist diese Verteilung bei den Patienten mit Syndrom IV und V
(33 Pat.)

0 [12] : 12 (36,4) : 21 (63,5).

Bei dem Zwischen- oder Übergangssyndrom III (33 Pat.), das wir der Einfachheit
halber hier nicht weiter diskutieren wollen, ist das Zahlenverhältnis sehr ähnlich dem
der Syndromgruppen I und II, und zwar 7 (21,2) : 15 (45,6) : 11 (33,3).

Gemäß der klinischen Auswahl müßte die *zu erwartende prozentuale Verteilung*
sehr niedrige Anteile in der Gruppe der nur mäßig ausgeprägten neurologischen Symptome ergeben und mit zunehmendem Schweregrad eine lineare Progression in der
Häufigkeit zeigen. Diese „Idealverteilung" ist zwar bei den Patienten mit den Syndromen I und II in einem gewissen Grad vorhanden, sie zeigt sich jedoch erst — und
in eindrucksvoller Weise — bei den Patienten mit den Syndromen IV und V. Man
könnte daraus schließen — und dieser Schluß ist auch zutreffend —, daß gerade die
Gruppe der Patienten mit ausgeprägten psychopathologischen Veränderungen ganz
besonders sorgfältig ausgewählt und die Indikation zur Operation besonders eng gestellt wurde. Neben dieser zweifellos sehr stichhaltigen Erklärung besteht jedoch noch
die Möglichkeit, daß die Häufung von Patienten mit den Syndromen IV und V auf
reaktiven psychischen Einflüssen infolge der schweren neurologischen Symptomatik
beruht; man müßte dann eine gewisse Korrelation mit der Schwere des psychischen
Bildes finden. Für einen solchen Zusammenhang spricht die Tatsache, daß ein über-
zufällig häufiges *Zusammentreffen der Syndrome IV und V mit stärkeren neurologischen Störungen* besteht. (Dieser Befund ist statistisch gesichert.) Bei den Patienten
mit den Syndromen I und II bzw. mit Syndrom III ist dies nicht der Fall.

Eine Berechnung der *Durchschnittswerte* der Schwere der neurologischen Symptomatik, getrennt nach Syndrom I/II, III und IV/V, ergibt ebenfalls ein erhebliches
Ansteigen der Durchschnittspunktzahl (AM) bei den Syndromgruppen IV und V.

Syndrom	I/II	III	IV/V
AM der Punktzahl d. neurol. Schwere	52,1 ($n=63$)	50,8 ($n=33$)	66,0 ($n=33$)

Diese Befunde scheinen dafür zu sprechen, daß zwischen der Schwere der neurologischen Symptomatik und den ausgeprägten Formen psychischer Alteration eine
gewisse Abhängigkeit besteht.

Greift man jedoch nur die Patienten mit schweren neurologischen Störungen heraus und betrachtet ihre Zugehörigkeit zu den einzelnen psychopathologischen Syndromen, so ergibt sich, daß von den 51 Pat. mit sehr stark ausgeprägten neurologischen Symptomen nur 21 (= 41,3%) den Syndromen IV und V zuzuordnen sind;
fast die gleiche Anzahl aber ist — obwohl neurologisch ebenso schwer behindert —
psychopathologisch deutlich geringer verändert (Syndrom I und II mit 19 Pat. oder
37,2% und Syndrom III mit 11 Pat. oder 21,5%). Von dieser Seite läßt sich also

---

[12] Wie schon betont, sind keine Kranken mit geringen neurologischen „Überschuß"-Sym-
ptomen und einer stärkeren psychischen Alteration operiert worden!

eine Korrelation zwischen neurologischem Schweregrad und der Schwere der psychopathologischen Veränderung nicht sichern. — Wie aber ist es zu erklären, daß in den Syndromgruppen IV/V ein statistisch signifikanter Zusammenhang mit einer schwereren neurologischen Störung besteht und das arithmetische Mittel der Punktzahl neurologischer Schwere deutlich höher ist? Hier muß erneut auf die nach klinischen Gesichtspunkten durchgeführte Auswahl der Patienten aufmerksam gemacht werden. Von den psychisch stark veränderten Kranken wurden nur solche einer Operation zugeführt, die durch neurologische Überschußsymptome sehr schwer behindert waren. Dies zeigt sich auch darin, daß in den Syndromgruppen IV/V keine Patienten mit mäßig ausgeprägter neurologischer Symptomatik enthalten sind. Von den Kranken mit einer starken neurologischen Störung waren nur 19,6% in Syndromgruppe IV/V; an der Gesamtzahl der neurologisch sehr stark ergriffenen Patienten waren diese beiden Syndrome aber mit 41,3% am stärksten beteiligt. Die klinische Auswahl erklärt, warum die Patienten in den Syndromgruppen IV/V stärker neurologisch erkrankt sind, obgleich man diese stärkere Erkrankung nicht mit der Schwere der psychischen Veränderung in Zusammenhang bringen kann. Daß trotzdem in manchen Fällen ein gewisser Zusammenhang besteht — möglicherweise sind hier persönlichkeitsabhängige Faktoren im Spiele —, läßt sich für einige Patienten aus den Syndromgruppen IV und V an Hand der Kasuistik aufzeigen. *Es ist unzweifelhaft, daß die neurologische Störung als solche einen Einfluß auf das psychische Gesamtbild hat,* auch wenn sich keine lineare Abhängigkeit ergibt. (Differente persönlichkeitsbedingte Reaktionen sowie die Einwirkungen von Begleiterkrankungen ergeben wohl auch Einflüsse aus ganz verschiedenen Richtungen, so daß diese bei einer globalen Betrachtung nivelliert werden.)

Teilt man die Fälle nun wieder nach klinisch-ätiologischen Gesichtspunkten auf und vergleicht die beiden *ätiologischen Gruppen* (p.e.Park. und Park.a.G.), so ergeben sich zwar einige Unterschiede, ohne daß sich diese jedoch statistisch sichern ließen. So sind beim p.e.Park. schwerere neurologische Störungen etwas häufiger mit einer geringeren psychischen Alteration gekoppelt. Beim Park.a.G. findet sich eher eine umgekehrte Tendenz, d. h., etwas öfter besteht bei einer stark ausgeprägten neurologischen Symptomatik auch eine stärkere Ausprägung der psychopathologischen Syndrome. Die Häufigkeitskurve der verschiedenen neurologischen Kategorien innerhalb der ätiologischen Gruppen zeigt beim p.e.Park. zwei Gipfel in der mittelstarken und in der stärksten Klasse. Beim Park.a.G. ergibt sich jedoch eine stetige Zunahme bis zum höchsten Anteil in der zweitstärksten Kategorie; die letzte und schwerste neurologische Kategorie ist dann wieder schwächer besetzt, und die Patienten sind hier auch weniger zahlreich als beim p.e.Park. (siehe auch unterbrochene Linien im Diagramm 2, S. 57).

Zusammenfassend ist folgendes zu sagen: Es besteht bei unserem Untersuchungsgut eine statistisch gesicherte Tendenz gegenseitiger Abhängigkeit schwerer neurologischer Störungen und starker psychischer Veränderungen. Diese Erfahrung kann aber nicht als allgemein gültige Regel angesehen werden, weil durch die Auswahl unserer Kranken besondere Bedingungen vorliegen. Deshalb berechtigt die statistische Sicherung nicht zu allgemeinen Schlußfolgerungen. Unsere Kasuistik beweist diesen Zusammenhang aber immerhin für eine gewisse Zahl von Fällen. Zwischen den beiden ätiologischen Gruppen ergeben sich dabei keine sicheren Unterschiede. Die Kategorie mit der stärksten neurologischen Störung ist zwar beim p.e.Park. stärker besetzt als beim

Park.a.G.; insgesamt gesehen sind jedoch zwischen den beiden ätiologischen Gruppen in der Schwere der neurologischen Symptomatik keine wesentlichen Differenzen aufzufinden. Betrachten wir die psychopathologischen Syndrome: Bei den neurologisch sehr schwer erkrankten Patienten mit p.e.Park. kommen die Syndromgruppen I bis III etwas häufiger vor. Die neurologisch weniger stark erkrankten Patienten mit Park.a.G. bieten dagegen häufiger die psychopathologischen Syndrome IV und V. Die Kranken mit Park.a.G. sind demnach nur schwerer erkrankt, wenn die stärksten Grade der neurologischen *und* psychopathologischen Symptomatik gemeinsam berücksichtigt werden.

c) Ausmaß der Behinderung bei den persönlichen Verrichtungen

Die Frage eines Zusammenhanges zwischen dem Umfang der Bewegungsstörung und der Ausprägung der psychopathologischen Veränderungen darf sich aber nicht allein auf die Einzelsymptome beschränken, wie wir sie unter der Rubrik „Schwere der neurologischen Symptomatik" erfaßt und im vorangehenden Abschnitt mit den jeweils dabei beobachteten psychopathologischen Syndromen verglichen haben. Die Patienten erleben Rigor und Tremor nicht als isolierte Symptome, sie erleben vielmehr unmittelbar die Gesamtheit mannigfaltiger Behinderungen bei bestimmten Verrichtungen. Wir finden demnach eine *einheitliche Funktionsstörung,* die mit dem Seelenleben in eine engere Beziehung tritt, als das rein neurologisch Feststellbare. Dieser psychophysische Gesamtaspekt dieser Krankheit wurde bei den üblichen Untersuchungen bisher nicht genügend berücksichtigt.

Erfassung und Objektivierung der Bewegungsbehinderung als einheitliche psychophysische Funktionsstörung sind schwierig. Experimentelle Methoden schaffen eine besondere psychische Einstellung, die sich bei einer Reihe unserer Kranken im Alltag nicht wiederfindet (darauf wurde bei der Darstellung des Syndroms IV hingewiesen). Funktional betrachtet tritt nun eine Komponente der Behinderung deutlicher hervor, die wir in ihrer Doppelstellung im neurologischen und auch im psychopathologischen Bereich bereits eingehend erörtert haben, die *Akinese.* Als *„rigorfreie oder rigorarme Starre"* aufgefaßt, ist die Akinese ein neurologisches „Mangel"-Symptom und gehört streng genommen in die Gruppe der neurologischen Störungen. Da Bewertungsmaßstäbe fehlen, ist der objektive Nachweis nur schwer zu führen. Zudem können die Funktionen durch den psychischen Faktor *„Mangel an Antrieb"* beeinträchtigt sein. Ohne besondere experimentelle Bedingungen wurde der psychische Befund und damit auch das Maß des Antriebs festgestellt. Analog boten sich als Kriterien motorische Funktionen des täglichen Lebens an. Wir haben deshalb — wie einige angelsächsische Autoren — die Störung bei einigen persönlichen Verrichtungen gesondert erfaßt. Es waren zwar nur wenige Tätigkeiten — Störungen beim Essen und Trinken, beim Ankleiden und Knöpfen, bei der Benutzung der Toilette und beim Umdrehen im Bett —, die wir speziell untersucht haben. Diese stehen jedoch so sehr im Mittelpunkt der täglich notwendigen Funktionsabläufe, daß man bei vorsichtiger Auswertung der Untersuchungsergebnisse einen gewissen Überblick über das Ausmaß der funktionalen Behinderung gewinnen kann. Als wesentliche Faktoren zeigen sich — neben Rigor und Tremor — rigorarme Starre und Mangel an Antrieb.

Durch die Operation sind jedoch nur die neurologischen „Überschuß"-Symptome, nicht aber das „Mangel"-Symptom rigorfreie bzw. rigorarme Starre zu bessern. Diese Erfahrung ist bei der Indikation zur Operation berücksichtigt worden, und die Patienten wurden entsprechend ausgewählt. Wie müßte sich nun dieser Gesichtspunkt in den präoperativen Erwartungswerten hinsichtlich der graduellen Verteilung der Behinderung bei den persönlichen Verrichtungen ausdrücken?

Bei einer Unterteilung in drei Kategorien nach der Schwere der Behinderung darf man annehmen, daß die Kategorie mit dem *geringsten* Schweregrad zahlenmäßig stärker sein wird und die Anzahl der Patienten in der Kategorie mit dem *stärksten* Schweregrad dagegen niedriger ist; umgekehrt müßte das Verhältnis bei der neurologischen Symptomatik sein. Diese aus der Operationsindikation heraus *erwartete Verteilung* liegt tatsächlich vor, und die prozentualen Anteile stellen sich folgendermaßen dar:

Ausmaß der Störung in %	mäßig	stark	sehr stark
Art der Störung:			
Persönliche Verrichtungen ($n=129$)	34,1	41,9	24,0
Neurologische Symptome ($n=129$)	13,3	47,2	39,5

Der Vergleich der prozentualen Verteilung der Patienten zeigt bei den persönlichen Verrichtungen nur einen recht geringen Anteil in der Kategorie der stärksten Behinderung und einen höheren Anteil in der Kategorie mit einer mäßig ausgeprägten Störung. Anders verhält es sich dagegen bei der neurologischen Symptomatik, so wie dies auch anzunehmen war.

Noch eindeutiger wird diese gegenläufige Tendenz, wenn man für die Unterteilung der Störung nicht 3, sondern nur 2 Kategorien einführt und somit nur eine mäßige bis mittlere und eine starke bis sehr starke Behinderung unterscheidet:

Ausmaß der Störung	mäßig — mittel	stark — sehr stark
Art der Störung:		
Persönliche Verrichtungen ($n=129$)	82 (63,6%)	47 (36,4%)
Neurologische Symptome ($n=129$)	46 (35,6%)	83 (64,4%)

Damit zeigt sich die aus der Operationsindikation erwachsende Umkehr in der Häufigkeit besonders deutlich. Man muß diese Verhältnisse also bei der Interpretation der präoperativen Befunde berücksichtigen.

Wie sieht es nun mit den Beziehungen zwischen Behinderung bei den persönlichen Verrichtungen und psychopathologischen Syndromen aus?

Gehen wir wiederum von den Patienten mit einer geringen psychischen Alteration aus (Syndrom I und II) und vergleichen die hier zu beobachtenden Störungen der persönlichen Verrichtungen mit denen der psychisch schwer veränderten Patienten mit den Syndromen IV und V. Wird die Behinderung nach ihrer Schwere in 3 Gruppen eingeteilt (mäßige, starke und sehr starke Behinderung), so ergibt sich folgende zahlenmäßige Aufgliederung (Prozentanteile in Klammern):

Schweregrade	mäßig	stark	sehr stark
Syndrome I u. II ($n=63$)			
persönl. Verrichtungen	27 (42,8)	25 (39,7)	11 (17,5)
neurol. Symptomatik	10 (15,9)	34 (54,0)	19 (30,1)
Syndrome IV u. V ($n=33$)			
persönl. Verrichtungen	4 (12,1)	14 (42,3)	15 (45,6)
neurol. Symptomatik	0	12 (36,5)	21 (63,5)

In den Syndromgruppen I und II mit den geringer ausgeprägten psychopathologischen Erscheinungen zeigt sich die erwartete Verteilung: Die Zahl der Patienten mit einer mäßigen Behinderung ist prozentual am höchsten; mit zunehmender Schwere der Behinderung nimmt die prozentuale Häufigkeit ab. Auf die klinische Symptomatologie übertragen, tritt die Akinese in dieser Prüfungsmethode besonders zutage; bei den Patienten mit geringer ausgeprägten psychopathologischen Veränderungen ist der Einfluß offenbar nur gering. Der Antrieb zur Überwindung der neurologischen Störung — so könnte man psychologisch interpretieren — ist hier noch ausreichend vorhanden (diese Annahme läßt sich auch von der Definition der psychopathologischen Syndrome her stützen, denn bei den Patienten der vorliegenden Syndromgruppen I und II war kein Mangel an Antrieb erkennbar).

Man könnte aber auch daran denken, daß dieses Ergebnis nicht überwiegend durch den (psychischen) Faktor „Antrieb", sondern mehr durch eine geringere neurologische Störung verursacht ist. Diese Erklärung hat jedoch erheblich weniger Wahrscheinlichkeit. Das wird deutlich, wenn man die Häufigkeit der Schweregrade bei der Behinderung der persönlichen Verrichtungen mit derjenigen bei der neurologischen Symptomatik vergleicht. Nur ein kleiner Prozentsatz dieser Patienten ist in den persönlichen Verrichtungen sehr stark behindert, während eine sehr starke neurologische Störung viel häufiger vorkommt. Danach besteht bei den Patienten in den Syndromgruppen I und II die *Tendenz zu einer reziproken Häufigkeit von neurologischer Störung und Behinderung bei den persönlichen Verrichtungen*. Dies stimmt mit der klinischen Erfahrung überein, wonach auch Kranke mit stärkeren Graden von Rigor und Tremor bei genügenden — im Vergleich zum Gesunden aber vermehrten — Antriebsfunktionen noch eine ausreichende Bewegungsfähigkeit zeigen können.

Ganz anders liegen die Verhältnisse aber bei den Patienten der Syndromgruppen IV und V.

Die Tendenz in der Verteilung — Schwere der neurologischen Symptomatik/Behinderung bei den persönlichen Verrichtungen — verhält sich anders als in den Syndromgruppen I und II. Jetzt zeigt sich ein auffälliger Gleichlauf. Wie läßt sich dieser Sachverhalt erklären?

Gehen wir zunächst vom Grad der neurologischen Störung aus. Die Patienten mit den Syndromen IV und V sind neurologisch stärker erkrankt als diejenigen mit den Syndromen I und II (in den Syndromgruppen IV/V fehlen die nur mäßig stark Erkrankten völlig). Damit ließe sich zwanglos auch die stärkere Behinderung bei den persönlichen Verrichtungen in den Syndromgruppen IV und V begründen. Andererseits sind fast ebensoviele neurologisch sehr schwer Erkrankte in den Syndromgruppen I und II; im Hinblick auf die persönlichen Verrichtungen finden sich also etwa die gleichen Ausgangsbedingungen, und die stärkere neurologische Störung in den Syndromgruppen IV und V reicht als Erklärung offensichtlich nicht aus.

Es ist deshalb notwendig, die *40 Pat. in der Kategorie der sehr starken neurologischen Störung gesondert zu betrachten*. Diese sind in ihren persönlichen Verrichtungen ebenfalls überwiegend sehr stark behindert. Bei einer Aufgliederung nach psychopathologischen Veränderungen finden wir aber zwischen den Syndromgruppen I/II und IV/V einen auffälligen Unterschied:

Die Patienten mit Syndrom IV und V sind bei den persönlichen Verrichtungen fast *alle* sehr stark behindert, diejenigen mit Syndrom I und II dagegen nur in der *Hälfte* der Fälle. Man kann also bei den *Syndromgruppen IV und V fast von einer absoluten Korrelation, bei den Syndromgruppen I und II aber nur von einem relativen Zusammenhang sprechen.* Der oben dargelegte Unterschied zwischen den Syndromgruppen I/II und den Syndromgruppen IV/V bleibt also bestehen. Unter neurologisch einheitlichen Gesichtspunkten wird er sogar noch deutlicher!

Wie läßt sich dieser Befund psychopathologisch interpretieren? Während bei den Patienten, die in die Syndrome I, II und sogar in III (mit Herabsetzung des spontanen Antriebs) eingereiht werden mußten, noch die Möglichkeit besteht, durch eine erhöhte aktive Willensanspannung die neurologische Störung zeitweilig zu überwinden, ist dies bei den Patienten in den Syndromen IV und V wegen der erheblichen Minderung des vitalen Antriebs nicht mehr möglich. Diese Antriebsstörung wirkt sich — wie wir hier sehen — besonders stark bei den persönlichen Verrichtungen aus. Damit ist das Ziel, in der Auswertung der Behinderung bei den persönlichen Verrichtungen ein Kriterium für die Antriebsstörung zu haben, in eindrucksvoller Weise erreicht.

Man kann also sagen: *Durch die ungestörten vitalen Antriebsfunktionen können sich die Patienten mit Syndrom I, II und III trotz schwerer neurologischer Störung bei den persönlichen Verrichtungen besser helfen als die Patienten mit Syndrom IV und V, die eine Störung des vitalen Antriebs aufweisen.*

Nach den klinischen Ergebnissen muß nun aber die Störung des vitalen Antriebs vom Mangel an Spontaneität abgetrennt und gesondert betrachtet werden. Daraus ergibt sich eine neue Frage: Finden sich nicht auch bei der Minderung des spontanen Antriebs, der Spontaneität also, Zeichen, die dieses rein psychopathologisch faßbare Symptom noch stärker klinisch belegen könnten? Um es vorweg zu nehmen — es lassen sich solche Befunde erheben, aber nicht bei der Aufschlüsselung der Behinderung der persönlichen Verrichtungen, sondern bei der Berücksichtigung der Arbeitsfähigkeit. Da es sich dabei um ein viel komplexeres Geschehen handelt als bei der Störung des vitalen Antriebs, soll diese Frage am Schluß des Kapitels in einem gesonderten Abschnitt erörtert werden.

Zum Abschluß des vorliegenden Abschnittes müssen die Befunde noch getrennt nach den beiden *ätiologischen Gruppen* betrachtet werden. Die prozentuale Häufigkeit in den einzelnen Schwerekategorien ist — wie man erkennt — lediglich beim geringsten Grad der neurologischen Störung (s. dazu auch die unterbrochenen Linien im Diagramm 3, S. 58) stärker different. Bei den Patienten mit p.e.Park. ist diese Kategorie dreimal so stark besetzt wie die entsprechende beim Park.a.G. (22,8% im Gegensatz zu 6,9%). Ob man dieses Resultat darauf zurückführen kann, daß die etwas jüngeren Kranken mit p.e.Park. gegenüber den älteren Patienten der Vergleichsgruppe etwas mehr Spannkraft und Zähigkeit zur zeitweiligen Überwindung ihrer Störung besitzen, ist nicht zu entscheiden. Wesentliche Unterschiede in der Besetzung der Syndrome finden sich jedenfalls nicht.

Wenden wir uns schließlich noch dem Vergleich der einzelnen Syndrome bei der Behinderung der persönlichen Verrichtungen innerhalb der beiden ätiologischen Gruppen zu. In den Syndromgruppen I, II, IV und V finden sich in der Verteilung keine wesentlichen Unterschiede zwischen Patienten mit p.e.Park. und Park.a.G.; die jeweilige Verteilung entspricht der des gesamten Krankengutes. Lediglich in Syndromgruppe III ergibt sich ein Unterschied, hier sind die Patienten mit Park.a.G. in der Kategorie der sehr starken Behinderung weniger zahlreich (1 Pat. gegenüber 4 beim p.e.Park.); dafür sind die Kranken mit Park.a.G. dann in der nächst niedrigeren

Kategorie zahlreicher. Eine Erklärung konnten wir aber dafür nicht finden, zumal sich weder bei der neurologischen Symptomatik noch bei der — später zu besprechen-den — Arbeitsfähigkeit-Hilfsbedürftigkeit in Syndromgruppe III ein wesentlicher Unterschied zwischen den Patienten der beiden ätiologischen Gruppen ergeben hat.

Zusammenfassung: Eine starke Behinderung bei den persönlichen Verrichtungen kommt besonders dort zum Ausdruck, wo eine Störung des vitalen Antriebs vorhan-den ist (Syndromgruppen IV und V). Daraus allein wird man jedoch nicht schließen dürfen, daß eine starke Behinderung bei den persönlichen Verrichtungen mit einer Störung des vitalen Antriebs gleichzusetzen ist; die objektive neurologische Störung muß zur Beurteilung mit herangezogen werden.

d) Arbeitsfähigkeit bzw. Hilfsbedürftigkeit

In diesem Sektor zeigt sich eine weitere, wesentliche Auswirkung der Parkinson-krankheit. Die Rückwirkungen auf das persönliche Erleben sind je nach der Ausprä-gung verschieden. Im allgemeinen kann sich der Kranke auf das Faktum, nur noch teilweise arbeitsfähig oder arbeitsunfähig zu sein, einstellen und seine verbliebenen Kräfte auf das noch zu Leistende richten. Andererseits ist die ständige Furcht, infolge der Körperstörung den Arbeitsplatz zu verlieren oder aber — wie bei den hilfsbedürf-tigen Patienten — dauernd von fremder Hilfe abhängig zu werden, zweifellos sehr bedeutsam. Eine direkte Beziehung zur Schwere der neurologischen Symptomatik bzw. der Behinderung bei den persönlichen Verrichtungen läßt sich aber nicht ohne weiteres herstellen. Manches überschneidet sich mit dem, was wir im Rahmen der Be-hinderung bei den persönlichen Verrichtungen bereits erfaßt haben, und die Einteilung in 4 stark differente Kategorien ist sehr weiträumig und erlaubt nur eine recht grobe Unterscheidung ohne die Zwischenstufen, wie sie bei der neurologischen Symptoma-tik und bei der Behinderung in den persönlichen Verrichtungen vorliegen. Trotz die-ser Einschränkungen sind die folgenden Ergebnisse aber eine wichtige, auf die sozio-logischen Auswirkungen der Krankheit gerichtete Ergänzung der vorausgegangenen Kapitel.

Wir haben zunächst 4 Kategorien aufgestellt [13]:

voll arbeitsfähig	= 27 Pat.	(21,0%)
partiell arbeitsfähig	= 22 Pat.	(17,0%)
arbeitsunfähig,		
aber nicht hilfsbedürftig	= 18 Pat.	(14,0%)
hilfsbedürftig	= 62 Pat.	(48,0%)

Wir finden einen erstaunlich hohen Prozentsatz weitgehender Hilfsbedürftigkeit. Die Zahl der Patienten, die zwar arbeitsunfähig, aber noch nicht ausgesprochen hilfs-bedürftig sind (kleine Hilfeleistungen wie Schuhe zubinden, Jacke/Mantel anziehen sind nicht berücksichtigt), ist dagegen recht gering. Dies mag in der Fragestellung und der Definition der Kategorien mitbegründet sein. Fassen wir deshalb 2 größere Grup-pen zusammen und stellen die Arbeitsfähigen und die Noch-Arbeitsfähigen den Nicht-Arbeitsfähigen und Hilfsbedürftigen gegenüber, so erhält man folgendes Bild:

49 Pat. (38,0%) sind voll bzw. teilweise arbeitsfähig,

80 Pat. (62,0%) sind arbeitsunfähig bzw. hilfsbedürftig.

---

[13] Definition der Kategorien s. S. 34 u. 35.

Geht man von diesen beiden Kategorien aus und teilt die Patienten nach den psychischen Veränderungen auf, so ergibt sich ein bemerkenswerter Befund:

Syndrom	I	II	III	IV	V
voll bzw. teilweise arbeitsfähig ($n=49$)	15	25	9	—	—
arbeitsunfähig bzw. hilfsbedürftig ($n=80$)	4	19	24	20	13
Σ	19	44	33	20	13

Es findet sich mit zunehmender Schwere der psychischen Alteration also eine prozentuale Abnahme der Arbeitsfähigkeit und eine Zunahme der Arbeitsunfähigkeit (bei den Syndromgruppen IV und V ist die kleine Zahl der Patienten zu berücksichtigen und ihre besondere Auswahl).

Es war zu erwarten, daß alle Patienten mit einer Veränderung der Persönlichkeit (Syndrome IV und V) arbeitsunfähig bzw. hilfsbedürftig sein würden. Es war aber weniger zu erwarten, daß die Patienten der Syndromgruppe I wesentlich weniger beeinträchtigt sein würden als die der Syndromgruppe II; 79% der Patienten aus der Syndromgruppe I sind voll oder teilweise arbeitsfähig, von denen der Syndromgruppe II aber nur 56,8% (der Unterschied ist allerdings statistisch nicht zu sichern).

Wie läßt sich das erklären? Die Kranken mit Syndrom I sind neurologisch durchschnittlich etwas geringer betroffen als diejenigen mit Syndrom II; der Unterschied ist allerdings nicht groß (arithmetisches Mittel der neurologischen Punktzahl bei Syndrom I 50,9 Punkte, bei Syndrom II 53,3). Entsprechend ist auch die Behinderung bei den persönlichen Verrichtungen in Syndromgruppe I etwas geringer. Es scheint uns jedoch nicht ausreichend, lediglich diesen geringfügigen Unterschied in der Schwere der neurologischen Störung für die vorliegende differente Verteilung verantwortlich zu machen. Möglicherweise sind die Gründe zum Teil auch darin zu suchen, daß die Patienten der Syndromgruppe II gemäß der Definition weniger anpassungsfähig sind; das mag sich — zusammen mit der Körperstörung — doch stärker auswirken, als man erwartet hätte. (Bei Berücksichtigung des Lebensalters und der Dauer der Erkrankung finden sich keine verwertbaren Unterschiede.) Die Wertigkeit der einzelnen konstellierenden Faktoren läßt sich nicht genauer bestimmen, so daß die Frage offen bleiben muß. Anders verhält es sich, wenn man die Befunde der Syndromgruppen II und III vergleicht; darauf soll im folgenden Abschnitt e gesondert eingegangen werden.

Getrennt nach den beiden ätiologischen Gruppen — siehe dazu unterbrochene Linie im Diagramm 4, S. 59 — finden sich keine wesentlichen Unterschiede in der Verteilung. Prozentsatz der Arbeitsfähigen und Anteil der Hilfsbedürftigen sind bei p.e.Park. und Park.a.G. fast genau gleich.

Geringe Differenzen zeigen sich nur bei den partiell Arbeitsfähigen bzw. den Arbeitsunfähigen. Die Patienten mit p.e.Park. sind etwas häufiger partiell arbeitsfähig (weil sie durchschnittlich etwas jünger sind?), die Kranken mit Park.a.G. sind häufiger arbeitsunfähig, ohne dabei aber stärker hilfsbedürftig zu sein.

Zusammenfassend läßt sich zur Frage der Arbeitsfähigkeit sagen:

Man findet eine kontinuierliche Abnahme der Arbeitsfähigkeit von Syndromgruppe I zu Syndromgruppe III. Alle Patienten der Syndromgruppen IV und V sind arbeitsunfähig bzw. hilfsbedürftig. Die prozentuale Verminderung der Arbeitsfähigkeit von Syndrom I zu Syndrom II ist statistisch nicht gesichert. Signifikant dagegen ist dieser Unterschied zwischen Syndrom II und III. Das wird nun eingehend dargestellt.

e) Über die Minderung des spontanen Antriebs, speziell bei den Syndromgruppen II und III

Die vitale Antriebsstörung war auch in der Behinderung der persönlichen Verrichtungen faßbar. Entsprechend suchten wir für die *Minderung des spontanen Antriebs neben dem Psychopathologischen ein Korrelat im Körperlichen.* Dies war jedoch viel schwieriger, da der Spontaneitätsverlust sich nur in einem wesentlich engeren Bereich auswirkt. Wir stellten die Syndromgruppen II und III einander gegenüber, die sich psychopathologisch lediglich in bezug auf die Spontaneität voneinander unterschieden. Betrachten wir zuerst die Verteilung der Patienten nach den 3 Schweregraden der *neurologischen Symptomatik:*

Verteilung der Patienten auf die neurologischen Schweregrade in %

	mäßig	stark	sehr stark
Syndrom II ($n=44$)	13,7	59,1	27,2
Syndrom III ($n=33$)	21,1	45,6	33,3

Die Syndromgruppe III ist im ersten Schweregrad prozentual wesentlich stärker vertreten als die Syndromgruppe II; in den weiteren Schweregraden sind die Unterschiede geringer. Diese Verteilung ergibt also kein klares Resultat in einer bestimmten Richtung.

Greifen wir deshalb für diese beiden Syndromgruppen gut faßbare Symptome aus der neurologischen Gesamtstörung heraus. Dazu eignen sich am besten *Rigor und Tremor der Extremitäten,* die mit Hilfe unserer Punktskala quantitativ erfaßt wurden. Weil die Gruppe der neurologischen Symptomatik auch einzelne Störungen mit einbezieht, bei denen der Antrieb eine Rolle spielt (besonders die Gang- und Haltungsstörung), müßte dieser enger gefaßte Störungsbereich deutlicher Aufschluß geben (arithmet. Mittel der Punkte für Syndromgruppe II 53,5 und für Syndromgruppe III 50,8).

Prozentuale Verteilung der Patienten nach den Rigor/Tremor-Punkten auf 3 Schweregrade

	mäßig	stark	sehr stark
Syndrom II ($n=44$)	45,5	29,5	25,0
Syndrom III ($n=33$)	51,6	27,3	21,1

In Syndromgruppe III ist also der geringste Grad von Rigor/Tremor häufiger, während die beiden schwereren Grade in Syndromgruppe II zahlreicher sind. (Statistisch ergibt sich für das Syndrom III ein deutlicher Trend zu den leichteren Graden von Rigor/Tremor; die Wahrscheinlichkeit bleibt aber zwischen der 5- und 10%-Stufe und bringt damit noch keine Absicherung des Befundes.)

Vergleichen wir nun die prozentuale Häufigkeit in den 3 Schweregraden bei der *Behinderung der persönlichen Verrichtungen:*

Prozentuale Verteilung der Patienten nach der Schwere ihrer Behinderung

	mäßig	stark	sehr stark
Syndrom II (n=44)	41,0	38,5	20,5
Syndrom III (n=33)	39,3	45,6	15,1

Die Patienten mit dem Syndrom III sind — in bezug auf den stärksten Schweregrad bei den persönlichen Verrichtungen — eher etwas weniger behindert. Die geringere Ausprägung der neurologischen Überschußsymptome bei den Patienten der Syndromgruppe III kommt in diesem Ergebnis mit zum Ausdruck.

Ein wesentlicher, *klinisch* faßbarer Unterschied zwischen den Syndromgruppen II und III tritt also nicht zu Tage. Damit ist die Minderung des spontanen Antriebs, wie sie psychopathologisch in Syndrom III vorhanden ist, bisher nicht genügend objektiviert.

Betrachten wir nun die Befunde des vorangegangenen Abschnittes in bezug auf die *Arbeitsfähigkeit-Hilfsbedürftigkeit* speziell für die Patienten mit Syndrom II und III. Zuerst soll die Verteilung noch einmal gesondert herausgestellt werden:

	voll/partiell arbeitsfähig	arbeitsunfähig/ hilfsbedürftig
Syndrom II (n=44)	25 (56,8%)	19 (43,2%)
Syndrom III (n=33)	9 (27,2%)	24 (72,8%)

In Syndromgruppe II sind etwas mehr als die Hälfte der Patienten noch arbeitsfähig; in Syndromgruppe III dagegen weniger als ein Drittel. Die statistische Berechnung mit dem 4-Felder-Test ergibt, daß der Unterschied in der Verteilung zwischen diesen beiden Syndromgruppen auf dem 1%-Niveau hoch signifikant ist [14]. Diese Verschiebung ist zweiseitig: In Syndromgruppe II besteht die Tendenz, daß mehr Patienten ganz oder teilweise arbeitsfähig sind; in Syndromgruppe III ist dieses Verhältnis umgekehrt, hier ist die Zahl der Arbeitsunfähigen bzw. Hilfsbedürftigen erheblich höher als erwartet. Wie ist dieser Befund zu interpretieren?

Die Patienten mit Syndrom III sind neurologisch nicht stärker behindert als die Patienten mit Syndrom II, eher geringer. Somit sollte man annehmen, daß diese beiden Patientengruppen sich in der Arbeitsfähigkeit ebenfalls nicht wesentlich unterscheiden. Lebensalter und Krankheitsdauer dieser Patienten sind ebenfalls nicht wesentlich different. Keinesfalls war also die beobachtete Verteilung zu erwarten, sondern eher das Gegenteil. Es lassen sich *keine anderen Gründe für den Unterschied in der Arbeitsfähigkeit aufzeigen als diejenigen, die in der Verschiedenheit der psychopathologischen Gegebenheiten dieser Patientengruppen selbst liegen: Die Minderung des spontanen Antriebs.* Bei den Patienten mit Syndrom II liegt kein Mangel an Spontaneität vor, wie dies in Syndrom III der Fall ist. (Das Syndrom III wurde besonders abgegrenzt, da es zwischen den Syndromen I und II — ohne Antriebsstörung — und den Syndromen IV und V steht, die durch eine Minderung des vitalen Antriebs gekennzeichnet sind.) Wie wir bereits sahen, wirkt sich der Mangel an Spontaneität nicht sicher auf die Behinderung bei den persönlichen Verrichtungen aus, er kommt dagegen in der Beeinträchtigung der Arbeitsfähigkeit klar zum Aus-

---

[14] Die Berechnungen verdanke ich Herrn Dipl.-Psych. Dr. W. BROEREN.

druck. Psychologisch betrachtet wird der Spontaneitätsverlust sehr viel eher zu einer Beeinträchtigung der Arbeitsfähigkeit als zu einer Behinderung bei den persönlichen Verrichtungen führen. Damit ergibt sich *auch vom Erwartungswert her eine Übereinstimmung mit der hier beobachteten Verteilung.*

Zusammenfassung: Die klinisch schwer faßbare Minderung des spontanen Antriebs tritt in unserem Kollektiv klar hervor, wenn man die Arbeitsfähigkeit in der dargestellten Weise als Kriterium heranzieht. In Syndromgruppe III sind prozentual mehr Arbeitsunfähige als in Syndromgruppe II. Dies ist mit der Minderung des spontanen Antriebs zu erklären, die das Syndrom III besonders charakterisiert.

f) Weitere klinische Befunde. Beziehung zwischen psychopathologischen Syndromen und Elektroencephalogramm bzw. Pneumencephalogramm

Wenn von neuropsychiatrisch-neurochirurgischer Seite die Indikation für einen operativen Eingriff gestellt wird, muß die internistische Untersuchung klären, ob andere Erkrankungen vorliegen, die eine Kontraindikation darstellen können [15]. Recht häufig wurden bei unseren Kranken ein Lungenemphysem und gelegentlich auch eine Emphysembronchitis festgestellt, möglicherweise als Folge der Hypoventilation.

Neurologisch bzw. intern sind bei insgesamt 62 Pat. (= 48,1%) pathologische Befunde leichten bis mittleren Grades (ohne Berücksichtigung des Hydrocephalus) aufgedeckt worden (s. auch Tab. 4 a, S. 71), wobei wir mäßige Herzinsuffizienzen, die durch eine medikamentöse Therapie gut beeinflußt werden konnten, hier ebenfalls nicht mit einbeziehen (Patienten mit schwereren und unbeeinflußbaren kardialen Störungen wurden nicht operiert).

Grobe Neben- oder Begleiterkrankungen haben also bei den Patienten unserer Untersuchungsreihe nicht vorgelegen. Bei den Patienten mit Park.a.G. sahen wir etwas häufiger pathologische Befunde, und zwar bei 38 Pat. (= 52,8%), gegenüber 24 (42,1%) bei den Patienten mit p.e.Park. Einen besonders hohen Prozentsatz pathologischer Befunde zeigten die Patienten mit genuinem und diejenigen mit arteriosklerotisch bedingtem Parkinsonismus, es sind 68,4%. Die entsprechende Aufteilung in der Gruppe mit „anderer Genese" findet sich in Tab. 4 a.

Für die vorliegende Fragestellung sind nur die wesentlichen neurologisch-klinischen Abweichungen relevant. Dies sind die Befunde bei der hirnelektrischen und pneumencephalographischen Untersuchung. In einigen Fällen fand sich auch ein *pathologischer Liquor* mit erheblich erhöhten Eiweißwerten, ohne daß dies neurologisch weiter geklärt werden konnte.

Soweit es bei der Bewegungsunruhe der Patienten möglich war, wurde präoperativ eine *hirnelektrische Untersuchung* vorgenommen. Es sollten gröbere Veränderungen erkannt und diese Patienten dann eventuell von der Operation ausgeschlossen werden. Bei 116 Pat. liegen EEG-Befunde vor (die Auswertung der Kurven erfolgte zum größten Teil durch Herrn Dr. J. A. GANGLBERGER). Die Kurvenbilder von 74 Pat. (= 63,8%) waren als normal zu bezeichnen, während je 21 Kranke (= jeweils 18,1%) einen Grenzbefund bzw. mäßige hirnelektrische Veränderungen hatten. Sichere Abweichungen im EEG fanden sich somit bei 18,1% der Patienten. In Tab. 1 sind die Befunde nach den beiden ätiologischen Gruppen aufgeteilt.

---

[15] Diese Untersuchungen wurden fast alle in der Medizinischen Universitäts-Poliklinik Freiburg i. Br. (Direktor: Prof. Dr. H. SARRE) durchgeführt.

Tabelle 1. *Präoperative psychopathologische Syndrome und EEG-Befunde bei 116 Pat.*

Psychopathol. Syndrome	0	I	II	III	IV	V	Σ	%
p. e. Park.								
EEG:								
normal	—	10	12	6	2	1	31	66,0
Grenzbefund	—	3	1	3	1	—	8	17,0
mäßig verändert	—	1	2	2	2	1	8	17,0
Σ		14	15	11[b]	5[c]	2[d]	47	
Park. a. G.								
EEG:								
normal	—	5	20	10	7	1	43	62,4
Grenzbefund	—	—	4	6	2	1	13	18,8
mäßig verändert	—	—	3	1	4	5	13	18,8
Σ		5	27[a]	17	13	7[e]	69	

[a] bei 2 Pat. nicht durchgeführt
[b] bei 5 Pat. nicht durchgeführt bzw. nicht beurteilbar
[c] bei 2 Pat. nicht beurteilbar
[d] bei 3 Pat. nicht beurteilbar
[e] bei 1 Pat. nicht durchgeführt.

Patienten mit p.e.Park. hatten prozentual etwas mehr normale Kurvenbilder als Kranke mit Park.a.G. Aufgeschlüsselt nach den psychopathologischen Syndromen besteht mit zunehmender Schwere der Veränderung offenbar eine Tendenz zu vermehrten Anomalien im EEG, vor allem bei den Patienten mit Park.a.G.

Von den 27 Pat. der Syndromgruppen IV und V zeigten immerhin 12, d. h. 44,4%, sichere Abnormitäten der hirnelektrischen Aktivität, während von den 89 Pat. der Syndromgruppen I bis III nur bei 9 Kranken (10,1%) derartige Veränderungen nachweisbar waren. Dies geht vor allem auf die größere Anzahl pathologischer EEG bei den Patienten mit Park.a.G. zurück. Der Erfahrung, daß ein pathologisches EEG zusammen mit deutlichen psychischen Veränderungen eine prognostisch ungünstige Symptomkombination darstellt, ist schon früher Rechnung getragen worden, so daß bei Patienten mit deutlichen psychischen Veränderungen und einem pathologischen EEG nur in Ausnahmefällen ein operativer Eingriff vorgenommen wurde. Die einzelnen Gesichtspunkte zur Indikation bzw. Kontraindikation werden im folgenden Kapitel zusammenfassend dargestellt.

Es muß nun noch auf die *röntgenologischen Befunde* der Heliumencephalographie eingegangen werden, da die genaue Darstellung der inneren Hohlräume die Voraussetzung für eine exakte Zielpunktbestimmung vor der stereotaktischen Operation ist. Diese Ergebnisse scheinen auch zu einem Vergleich mit den psychopathologischen Abweichungen geeignet. Bei der lumbal oder suboccipital vorgenommenen Füllung wird angestrebt, möglichst nur die Seitenventrikel und den 3. Ventrikel darzustellen. Eine Beurteilung der Subarachnoidalräume war deshalb in $^1/_3$ der Fälle nicht möglich. Dagegen ließ sich die Größe der Ventrikel bei fast allen Patienten sehr gut beurteilen, nur bei 5 Kranken reichte die Füllung dafür nicht ganz aus. Diese besonders günstigen Voraussetzungen haben wir ferner dazu benutzt, um zwei voneinander unabhängige Verfahren zur Auswertung der Befunde heranzuziehen. Es wurden einmal einfache *Schätzungen* über den Grad der Ausprägung des inneren und teils auch äußeren Hydrocephalus vorgenommen; zum anderen wurden von 2 Mitarbeitern *planimetrische Messungen* der Größe der Seitenventrikel durchgeführt (unter Anleitung von Priv.-Doz. Dr. K. SCHMIDT). Der *Vergleich der Ergebnisse* zeigt eine erstaunlich hohe Übereinstimmung in 95% der Fälle; die Bewertung der Befunde nach der allgemeinen Erfahrung gab also die gleichen Resultate, wie sie mit der sehr mühevollen Meßmethode erhoben wurden. Wir haben die Erweiterung und Verformung — insbesondere der Seitenventrikel — in 4 Grade eingeteilt (s. Tab. 2).

Tabelle 2. *Präoperative psychopathologische Syndrome und Ausmaß des Hydrocephalus bei 125 Pat.*

Psychopathol. Syndrome	0	I	II	III	IV	V	Σ	%
Ausmaß des Hydrocephalus								
0	—	2	1	2	—	—	5	4,0
1	—	2	1	8	5	1	17	13,6
2	—	10	14	9	8	6	47	37,6
3	—	5	25	12	6	6	54	43,2
4	—	—	2	—	—	—	2	1,6
Σ		19	43	31	19	13	125*	
%		15,2	34,4	24,8	15,2	10,4		

* Bei 4 Pat. war die Füllung nicht hinreichend für eine sichere Beurteilung.

Nur 5 Pat. unserer Untersuchungsreihe zeigten normal große Hirnhohlräume, während 101 Pat. (= 80,8%) eine mittlere bzw. eine starke Hirnatrophie erkennen ließen (Stadium 2 und 3). Die Prüfung der Verteilung dieser atrophischen Veränderungen auf die einzelnen psychopathologischen Syndrome ergibt keine Prädilektion der schweren Formen des Hydrocephalus in den Syndromgruppen IV und V; die beiden Patienten mit sehr starkem Hydrocephalus sind psychopathologisch in Syndrom II eingereiht. Andererseits finden sich aber 6 Pat. mit Syndrom IV und V, die röntgenologisch nur eine leichte Erweiterung der inneren Hirnhohlräume zeigten (Stadium 1). Betrachten wir noch die Stadien 2 und 3 des Hydrocephalus in ihrer Verteilung auf die psychopathologischen Syndrome. Von den 32 Pat. mit Syndrom IV und V finden sich hier 26, d. h. 81,2%; unter den 93 Pat. der Syndromgruppen I bis III sind es 75 Kranke (= 80,6%), mit Einbeziehung des Stadiums 4 sogar 77 (= 82,2%). Damit ergibt sich bemerkenswerterweise *keinerlei Zusammenhang zwischen der Ausprägung des Hydrocephalus und der Schwere der psychopathologischen Veränderungen.* Die beiden ätiologischen Gruppen zeigen keine verwertbaren Differenzen in bezug auf die Ausprägung des Hydrocephalus internus und auch externus. Es mag erstaunen, daß nur die Abweichungen der hirnelektrischen Aktivität eine gewisse Konkordanz mit der Schwere der psychopathologischen Veränderungen zeigen, während ausgeprägte psychische Veränderungen offensichtlich keinerlei Beziehung zu einem stärkeren Hirnsubstanzverlust haben.

Eine starke Ventrikelerweiterung wurde aus dieser Erfahrung heraus niemals allein als eine Kontraindikation gegen die Durchführung einer stereotaktischen Operation angesehen. Denn es müssen die Vorgänge im Verlauf des normalen Alterns berücksichtigt werden und der damit verbundene Wasserverlust des Hirngewebes, auf den M. BÜRGER immer wieder aufmerksam gemacht hat. Schließlich fehlt — wie auch

H. WOLFF und L. BRINKMANN (1940), H. E. KEHRER (1955) u. a. betonen — genügendes Vergleichsmaterial an älteren Gesunden, um ausreichend fundierte Schlüsse bezüglich des Pathologischen zu ziehen. Der hohe Anteil von Patienten mit einem stärkeren Hirnsubstanzverlust kann daher kaum auf die Parkinsonkrankheit bezogen werden.

6. Zusammenfassende Betrachtung der präoperativ festgestellten psychischen und somatischen Störungen

Alle 129 Parkinsonpatienten dieser Untersuchungsreihe waren präoperativ in einer mehr oder minder ausgeprägten Form *psychisch verändert*. Fast die Hälfte (48,8%) war nur in einem relativ geringen Umfang alteriert, davon gehörten zu Syndrom I 14,7% und zu Syndrom II 34,1%; das Syndrom II war damit am stärksten vertreten. 25,6% fanden sich in der Syndromgruppe III.

Nur ein Viertel aller Patienten zeigten *erhebliche* psychopathologische Abweichungen. So gehörten 15,5% in die Syndromgruppe IV und 10,1% in die Syndromgruppe V; damit ist der Anteil der Patienten mit stark ausgeprägten psychischen Veränderungen ebenso hoch (25,6%) wie in dem oben erwähnten Übergangssyndrom. Diese Zusammensetzung ist zum Teil beeinflußt durch die nach der klinischen Erfahrung durchgeführte Auswahl. Im Rahmen dieser neurologisch-neurochirurgischen Auslese sind die Patienten dann aber ohne weitere Selektion in unsere Untersuchungsreihe aufgenommen worden. Unser Krankengut kann deshalb als repräsentativ für die Parkinsonkranken angesehen werden, die im Beobachtungszeitraum in der Freiburger Klinik stereotaktisch operiert wurden. Nur 9 Pat. waren *einseitig* erkrankt, alle *übrigen doppelseitig*. *Klinisch-ätiologisch* fanden sich 57 Fälle mit einem wahrscheinlich postencephalitisch bedingten Parkinsonismus (p.e.Park = 44,2%) und 72 Fälle mit einem Parkinsonleiden „anderer" Genese (Park.a.G. = 55,8%). Diese Gruppe enthält überwiegend Erkrankungsfälle mit ungeklärter Ätiologie, während die idiopathische — familiäre und genuine —, sowie die arteriosklerotisch bedingte Genese zahlenmäßig zurücktreten.

Die Patienten mit Park.a.G. waren in der Syndromgruppe I wesentlich geringer, in der Syndromgruppe II dagegen erheblich stärker vertreten als die Patienten mit p.e.Park. Dieser Unterschied ist signifikant und muß wahrscheinlich aus der unterschiedlichen Ätiologie erklärt werden. Das *Lebensalter* hat höchstens einen geringen Einfluß auf die Schwere der psychopathologischen Syndrome. Ältere Patienten fanden sich etwas häufiger in den Syndromgruppen IV und V (im wesentlichen zu Lasten der Kranken mit Park.a.G., Begleiterkrankungen?). Daraus läßt sich jedoch nicht folgern, daß ältere Kranke generell psychisch stärker verändert sind.

Die *Krankheitsdauer* hatte erstaunlicherweise keinen erkennbaren Einfluß auf die Ausprägung der psychischen Veränderungen. Die beiden ätiologischen Gruppen wiesen deutliche Unterschiede in der Verteilung auf. Beim p.e.Park. war die Krankheitsdauer durchschnittlich 11,8 Jahre; nur 38% dieser Kranken waren bis zu 8 Jahren und 35% über 13 Jahre krank. Beim Park.a.G. war die durchschnittliche Zeit der Erkrankung wesentlich kürzer (7,5 Jahre): fast 70% der Kranken unter 8 Jahre und nur 9,4% über 13 Jahre. Diese Unterschiede wirken sich aber nicht auf die Besetzung der Syndromgruppen aus; zwischen p.e.Park. und Park.a.G. finden sich keine verwertbaren Abweichungen.

Die *körperliche Beeinträchtigung* durch die Parkinsonkrankheit wurde qualitativ und quantitativ einmal hinsichtlich der Schwere der *neurologischen Symptomatik*

und zum anderen hinsichtlich der Behinderung bei den *persönlichen Verrichtungen*
erfaßt.

Außerdem wurden gesondert die *Arbeitsfähigkeit* (voll oder partiell) bzw. die
Arbeitsunfähigkeit und die *Hilfsbedürftigkeit* berücksichtigt.

Es besteht zwar eine *statistisch gesicherte Korrelation zwischen sehr schweren neurologischen Störungen und den besonders ausgeprägten psychopathologischen Veränderungen* der Syndrome IV und V. Wegen der besonderen Auswahl der Patienten
ist dieser Zusammenhang nicht als generelle Regelbeziehung anzusehen, doch ist er
nach der Kasuistik für einige Fälle gesichert. Die Patienten mit p.e.Park. und schwerer
neurologischer Störung zeigen häufiger nur eine geringere psychische Alteration, während die schwer Erkrankten mit Park.a.G. eher stärker psychisch verändert sind.
Patienten mit Park.a.G. sind gegenüber der Vergleichsgruppe in der Kategorie mit
der schwersten neurologischen Störung seltener vertreten, ohne daß man aber insgesamt daraus schließen kann, daß die Kranken mit p.e.Park. stets schwerer erkrankt
sind als diejenigen mit Park.a.G.

Die graduelle Aufgliederung der *Behinderung bei den persönlichen Verrichtungen*
stellt sich anders dar als die der neurologischen Symptome.

In den Syndromgruppen I, II und III ist die Verteilung der neurologischen
Schweregrade und der Schweregrade bei den persönlichen Verrichtungen gegensinnig,
in den Syndromgruppen IV und V jedoch gleichlaufend. Hier findet ein *besonderes
psychopathologisches Phänomen* seinen klinisch faßbaren Ausdruck, die *Minderung
des vitalen Antriebs.*

Eine wichtige Ergänzung der vorangehend beschriebenen Befunde erhalten wir
durch die gesonderte Betrachtung der *Arbeitsfähigkeit.*

38% der Patienten waren voll oder teilweise arbeitsfähig, und 62% waren arbeitsunfähig oder hilfsbedürftig. Von Syndromgruppe I bis Syndromgruppe III zeigte
sich eine kontinuierliche Abnahme der Arbeitsfähigkeit, in den Syndromgruppen IV
und V waren sämtliche Kranke arbeitsunfähig bzw. hilfsbedürftig. Mit der Progression der psychopathologischen Veränderungen war dies nicht anders zu erwarten.
Verwertbare Unterschiede zwischen den beiden ätiologischen Gruppen fanden sich
nicht. Die (statistisch nicht signifikante) Minderung der Arbeitsfähigkeit von Syndromgruppe I zu Syndromgruppe II kann einmal aus der etwas stärker ausgeprägten
neurologischen Störung, zum anderen wohl auch mit der geringeren (psychischen)
Anpassungsfähigkeit in Syndrom II erklärt werden.

Statistisch hoch signifikant ist jedoch die Minderung der arbeitsfähigen Patienten
von Syndromgruppe II zu Syndromgruppe III. Da aber weder in der neurologischen
Symptomatik noch in der Behinderung bei den persönlichen Verrichtungen hier ein
wesentlicher Unterschied vorhanden war, kann dieser Unterschied nur auf den unterschiedlichen psychopathologischen Gegebenheiten dieser beiden Syndrome beruhen, es
ist die *Minderung des spontanen* Antriebs in Syndrom III. Damit erhält diese schwer
objektivierbare psychische Störung bei unseren Parkinsonpatienten ein körperlich gut
faßbares Korrelat.

In *weiteren klinischen und neurologischen Untersuchungen* waren pathologische
Befunde bei insgesamt 62 Pat. (= 48,1%) festzustellen. Bei den Kranken mit p.e.Park.
war der Prozentsatz der Abweichungen von der Norm etwas geringer (42,1%), bei
den Kranken mit Park.a.G. größer (52,8%). Beim Park.a.G. nahmen die wenigen
Patienten mit einem arteriosklerotisch bedingten und einen genuinen Parkinsonismus

einen ganz besonders hohen Anteil unter den pathologischen Befunden ein. Bei den ersteren fanden wir sogar bei 75% dieser Patienten pathologische Befunde, bei den Kranken mit einem genuinen Parkinsonleiden waren es immerhin noch 63,6%.

Unter den neurologischen Befunden verdienen die Ergebnisse der *hirnelektrischen* Untersuchung besondere Beachtung. Sichere Normabweichungen fanden sich bei 18,1% der Patienten, Grenzbefunde waren ebenso häufig. Bei allen übrigen Patienten waren die Kurvenbilder normal (63,8%). Kranke mit Park.a.G. hatten einen geringeren Prozentsatz normaler Kurvenbilder als solche mit p.e.Park. Mit zunehmender Schwere der psychopathologischen Veränderungen ergab sich eine Tendenz zu stärkeren Normabweichungen im EEG. Im Gegensatz dazu fand sich aber bei *Hydrocephalus* — gleich welcher Ausprägung — keinerlei Prädilektion zu den Syndromen mit fortgeschrittenen psychischen Alterationen. Man kann also vom Ausmaß des Hydrocephalus nicht auf den Grad der Ausprägung der psychischen Veränderungen schließen.

IV. Die stereotaktische Operation beim Parkinsonismus

1. Methode, Indikation und Vorgehen

Kenntnisse der *Hirnlokalisation* sind die Vorbedingung für die zentralen Operationen bei Bewegungsgestörten. C. u. O. VOGT haben im Jahre 1919 ihre grundlegenden Untersuchungen über Anatomie und Pathologie des striären Systems vorgelegt. Die Erfahrungen von K. KLEIST an Hirnverletzten des Krieges (1934) sowie die Untersuchungen von O. FOERSTER bei Hirnoperationen haben die Kenntnisse über die cerebrale — corticale und subcorticale — Lokalisation der Bewegung erweitert und ihre differenten Störungen voneinander abgegrenzt. Die *offenen*, unter Sicht des Auges vorgenommenen Hirnoperationen (P. C. BUCY, R. MEYERS) zur Beseitigung von Hyperkinesen verschiedener Art und Ätiologie wurden wegen der außerordentlich großen Belastung der älteren Patienten und der recht hohen Mortalität bald verlassen. 1947 haben E. A. SPIEGEL und H. T. WYCIS den von HORSLEY und CLARKE angegebenen, zunächst für Eingriffe bei Tieren vorgesehenen Apparat zur Ausschaltung von Strukturen in der Tiefe für Menschen abgewandelt und erstmalig beim Menschen angewandt. In Deutschland wurde ein *Zielgerät* von T. RIECHERT und M. WOLFF bzw. T. RIECHERT und F. MUNDINGER konstruiert. Andere Autoren haben ebenfalls eigene Zielgeräte entwickelt (L. LEKSELL, J. TALAIRACH, G. GUIOT u. a.). Es können hier nicht Vorzüge und Nachteile der einzelnen Operationsverfahren und -methoden und auch keine Einzelheiten der technischen Weiterentwicklung erörtert werden, wie z. B. Ersatz der Elektrocoagulation durch die sogenannte Thermosonde mit regelbarer und meßbarer Temperatur an der Elektrodenspitze (F. MUNDINGER, T. RIECHERT, E. GABRIEL), neuerdings Anwendung der Kältecoagulation etc. Wegen der besseren Steuerbarkeit werden diese Arten der Ausschaltung bevorzugt gegenüber den Alkohol- bzw. Ölinjektionen (J. S. COOPER, H. NARABAYASHI).

Der neurochirurgische Eingriff knüpft sich an bestimmte Voraussetzungen:

1. Alle konservativen Behandlungsmöglichkeiten müssen ausgeschöpft sein.

2. Die operative Behandlung muß aussichtsreich sein, motorische Überschußsymptome (Rigor und Tremor) sollten genügend stark ausgeprägt sein; bei Akinese (rigorfreier Starre) ist kein Erfolg von der Operation zu erwarten.

4*

3. Erhebliche psychische Abbauerscheinungen dürfen nicht vorliegen.
4. Das präoperative Hirnstrombild soll keine wesentliche Verlangsamung zeigen.
5. Die internistische Untersuchung darf keine groben Störungen ergeben.

Vor der Operation muß eine *Gasencephalographie* durchgeführt werden, unter Verwendung von angefeuchtetem Heliumgas im Überdruckverfahren nach der Methode von R. Bergleiter (nach J. A. Ganglberger). Sie wird nicht am Tage der Operation, sondern einige Tage vorher vorgenommen (T. Riechert). Die Belastung durch die Gasfüllung kann so stark sein, daß sie zu einer cerebralen Dekompensation, zu Verwirrtheitszuständen oder zu einer verstärkten Akinese führt. Derartige Symptome sind Ausdruck dafür, daß der cerebrale Stoffwechsel präoperativ gerade noch kompensiert gewesen ist. Erst nach Abklingen dieser Erscheinungen ist der operative Eingriff erlaubt. Wenn die Verwirrtheitszustände länger anhalten, wie dies bei einigen Patienten der Fall war, so darf zunächst keine Operation vorgenommen werden. — Auf ausdrücklichen Wunsch kamen 2 dieser Patienten nach Monaten zur Wiederaufnahme und zur Operation. Dabei zeigte sich, daß ein Verwirrtheitszustand nach der Encephalographie nicht unbedingt einen solchen nach der Operation erwarten läßt. Möglicherweise ist der Grund darin zu suchen, daß in der Zwischenzeit eine Behandlung mit gefäßerweiternden und hirnstoffwechselaktivierenden Mitteln durchgeführt wurde. Hierauf soll nicht weiter eingegangen werden. — Stärkere Wasserverluste im Gefolge der Gasencephalographie sind möglichst zu vermeiden; gegebenenfalls muß Flüssigkeit infundiert werden. Neben diesen Maßnahmen soll präoperativ eine internistische Behandlung (Cordalin, Strophantin, Expectorantien) erfolgen; in vielen Fällen sind Emphysem, Emphysembronchitis oder sogar beginnende interstitielle Bronchitis zu finden. (K. Schmidt u. Mitarb. haben bei einem Teil unserer Patienten präoperativ eine Erhöhung des Grundumsatzes sowie eine Einschränkung des Atemvolumens und des Atemgrenzwertes festgestellt. Daraus resultierten erhöhte Kreislaufbelastung, verminderte Lungendurchlüftung, vermindertes Sauerstoffangebot und Anämie, sie machten eine Vorbehandlung notwendig.)

Der *stereotaktische Eingriff* erfolgt im Durchschnitt 3—5 Tage nach der Gasencephalographie, Zielpunkte sind entweder der vordere Anteil des Ventralkernes des Thalamus (Voa nach R. Hassler) oder das innere Pallidumglied [16]. Zunächst wird kontralateral für die stärker betroffene Körperseite operiert. Bei vorherrschendem *Tremor* liegt der Zielpunkt im Voa, der *Rigor* ist im allgemeinen besser durch die Pallidumcoagulation zu beeinflussen (R. Hassler, R. Riechert). Zur physiologischen Kontrolle der Nadellage führt man Reizungen durch (z. B. Tyrathron-Reize, J. F. Tönnies) in einer Frequenz von 1 bis etwa 80/sec, die Reizstärke variiert. Über die entsprechenden Reizeffekte haben R. Hassler und W. Umbach [17] berichtet. Daran schließen sich die Ausschaltungen mittels Elektrocoagulation an. Sie erfolgen seit 1960 unter strenger Beobachtung der an der Elektrodenspitze erzeugten Temperatur, und zwar in mehreren Positionen bis ein ausreichender Operationserfolg zu sehen ist. Die Mitarbeit der Patienten ist dabei unerläßlich. Von Coagulation zu Coagulation erleben die Kranken eine Verringerung der Symptomatik auf der entsprechenden

---

[16] Bei unseren 129 Pat. erfolgte die 1. Op. in 80 Fällen im Thalamus, in 49 Fällen im Pallidum. Von diesen wurden 67 Pat. zum 2. Mal operiert, 24 im Thalamus und 43 im Pallidum.

[17] Kurz vor der Drucklegung erschien die umfassende Darstellung von W. Umbach, Elektrophysiologische und vegetative Phänomene bei stereotaktischen Hirnoperationen. Berlin-Heidelberg-New York: Springer 1966.

Körperseite, d. h. kontralateral. Durchschnittlich sind 3—5 Coagulationen notwendig (Thermosonde). Nachbarschaftseffekte — bei der Pallidotomie sind dies Kapselreizungen mit motorischen Erscheinungen oder Flimmern vor den Augen als Zeichen der Nähe des Tractus opticus — sind besonders zu beachten, gegebenenfalls muß die Coagulation unterbrochen werden.

2. Postoperativer Verlauf und Nachbehandlung

Die Operation führt zu einer sehr umgrenzten Hirnsubstanzschädigung, sie ist daher nicht mit jenen Schädigungen zu vergleichen, wie wir sie bei größeren Hirnoperationen und bei traumatischen Hirnschädigungen sehen. Es kann allerdings im Verlauf des Eingriffes zu gewissen Reaktionen kommen, wie man sie im Gefolge von Hirnoperationen oder Hirntraumen findet; jedoch sind trotz des höheren Lebensalters unserer Patienten diese Komplikationen und Begleiterscheinungen bei der stereotaktischen Methode wesentlich seltener als bei anderen Operationsverfahren, vor allem die neurologischen Ausfälle. Herdstörungen zeigen sich vornehmlich im Hirnstrombild, das wir zwischen dem 5. und 10. Tag nach der Operation nochmals abgeleitet haben. Man findet dann einen Theta- oder Theta-Deltaherd, lokalisiert im Frontal- und Temporalbereich der betreffenden Hemisphäre, manchmal auch mehr eine Allgemeinveränderung mit gleichzeitigem Herdbefund, in seltenen Fällen eine Streuung des Herdes auf die Gegenseite (J. A. GANGLBERGER).

Bei normalem und unkompliziertem Heilverlauf stehen die Patienten am 3. Tag nach der Operation auf, und unter Anleitung einer Krankengymnastin machen sie dann Bewegungs- und Gehübungen.

Es erfordert manchmal einige Tage, bis sich die Patienten an das neue Muskelgefühl gewöhnt haben und gut gehen können. Als Begleiterscheinungen der Operation findet sich recht häufig eine leichte kontralaterale Facialisschwäche und — seltener — eine geringe Schwäche in den entsprechenden Extremitäten; beides bildet sich jedoch innerhalb weniger Tage zurück. In der Zwischenzeit muß auch die medikamentöse Therapie weitergeführt werden. Besonderer Beachtung bedürfen die postoperativen psychischen Reaktionen. Auf die einzelnen Grade der Reaktion wird später noch eingegangen [eigene Erfahrungen in der medikamentösen Nachbehandlung dieser Zustandsbilder sind in den letzten Jahren publiziert worden (1962, 1963, 1964)]. Im allgemeinen haben die Patienten die Nebenerscheinungen der Operation rasch überwunden. Sie verlassen die Klinik durchschnittlich am 7. postoperativen Tag. In seltenen Fällen wird bei ungenügendem Operationserfolg nach Ablauf von einigen Monaten eine Nachoperation notwendig.

Bei einem doppelseitigen, bisher nur einseitig operierten Parkinsonsyndrom kann sich bei der Nachuntersuchung nach Monaten die Notwendigkeit einer Operation für die andere Körperseite ergeben. Die Indikation für diesen doppelseitigen Eingriff ist jedoch besonders eng zu stellen. Gute Verträglichkeit der 1. Operation und genügende Rückbildung des Herdbefundes im EEG ohne wesentliche Allgemeinveränderungen gehören zu den Vorbedingungen; außerdem sollen zwischen dem 1. und 2. Eingriff mindestens 6 Monate verstreichen. Da die psychischen Reaktionen nach der 2. Operation etwas stärker und häufiger sind als nach der ersten, muß man mit dieser zweiten Operation — und einer etwaigen dritten — besonders zurückhaltend sein.

V. Psychische Reaktionen im Anschluß an die stereotaktische Operation

Etwa ein Drittel der Patienten verträgt den stereotaktischen Eingriff ohne jede psychische Reaktion. Tritt eine solche auf, so läßt sich eine „*Sofort*"-Reaktion, die schon auf dem Operationstisch zu beobachten ist, von einer zwischen dem 2. und 4. Tag nach der Operation beginnenden „*Spät*"-Reaktion abgrenzen. Etwa 15% der Patienten zeigen Müdigkeit oder leichte Benommenheit bereits auf dem Operationstisch. In der Mehrzahl der Fälle manifestiert sich die psychische Reaktion jedoch erst zwischen dem 2. und 4. postoperativen Tag. Diese Zustandsbilder lassen sich am ehesten in den Rahmen einer Ödemreaktion einordnen, wie sie Cl. Faust, J. E. Meyer und L. Wittkowsky und andere beschrieben haben.

1. Art und Ausprägung dieser Reaktionen

Unter klinisch-psychiatrischen Gesichtspunkten haben wir die psychischen Befunde im Gefolge der stereotaktischen Operation in 4 verschiedene Reaktionsformen eingeteilt (diese Einteilung stützt sich auf Beobachtungen an etwa 250 Pat.):

0. *Keine Reaktion (Reaktionsform 0)*

Sofort nach der Operation frisch und auch in den folgenden Tagen nicht wesentlich ermüdet, immer voll orientiert, gut lenkbar.

1. *Leichte Reaktion (Reaktionsform 1)*

Sofort oder erst einige Tage nach der Operation müde bis leicht benommen, jedoch ansprechbar und zumindest tagsüber immer voll orientiert und gut lenkbar, oder nachts etwas unruhig, unsauber oder geringe Enthemmung mit leicht eingeschränkter Eigenkritik und etwas herabgesetzter Merkfähigkeit.

2. *Mittlere Reaktion (Reaktionsform 2)*

Im Anschluß an die Operation entweder ansprechbar, aber für mindestens 4 Tage verwirrt, ganz oder teilweise desorientiert, teilweise schwerer lenkbar mit deutlich eingeschränkter Eigenkritik, unsauber oder delirant-amnestische bisweilen negativistische Episoden oder leichtes bis mäßiges Korsakow-Syndrom — oder stärkere bis starke Benommenheit über mehrere Tage (meist Folge einer meningitischen Reizung durch vorübergehende Blutbeimengungen im Liquor).

3. *Schwere Reaktion (Reaktionsform 3)*

Sofort oder bald nach der Operation einsetzende starke Bewußtseinstrübung (Sopor, Koma), die in wechselnder Ausprägung über mindestens 2 Wochen andauert und Infusionen und Sondenernährung erfordert; in der Rückbildungsphase teils delirant, teils apathisch mit schwerem Antriebsverlust (dieses Zustandsbild ist ausnahmslos Folge einer postoperativen cerebralen Blutung oder einer Erweichung).

Über die *Rückbildung* dieser postoperativen psychischen Reaktionsformen ist — soweit nicht schon in die Definitionen einbezogen — folgendes zu sagen: Die „leichte psychische Reaktion" ist spätestens nach 8 Tagen abgeklungen, allenfalls besteht einige Wochen lang eine leichte Herabsetzung der Merkfähigkeit. Bei der „mittleren psychischen Reaktion" wird im Laufe von Wochen oder einigen Monaten eine stetige Restitution beobachtet. Diese Restitution ist durch eine gezielte medikamentöse Therapie günstig zu beeinflussen und wesentlich zu beschleunigen (eigene Beobachtungen). In einigen Fällen kann nach dem operativen Eingriff eine bleibende Minderung von Merkfähigkeit und Gedächtnis resultieren oder eine Wesensänderung. Über die Restitution der „schweren psychischen Reaktion" lassen sich keine Regeln aufstellen. Bestimmend für den weiteren Verlauf sind das Ausmaß von Blutung bzw. Erweichung und anderen Faktoren, z. B. Begleiterkrankungen.

Wortfindungsstörungen finden sich nur bei Eingriffen im Thalamus der dominanten Hemisphäre. Eine völlige Rückbildung dieser Störungen ist aber innerhalb von ein bis zwei Wochen zu erwarten.

2. Häufigkeit der postoperativen psychischen Reaktionsformen bei den Patienten der vorliegenden Untersuchungsreihe

Bei den Patienten unserer Untersuchungsreihe haben wir folgende Beobachtungen gemacht:

Nach der ersten Operation fand sich in 36,4% der Fälle keinerlei psychische Reaktion, in 40,3% war die Reaktion gering (Reaktionsform 1). In 76,7% — also bei über ³/₄ des gesamten Krankengutes — ergab sich damit eine gute Verträglichkeit und nur in 23,3% eine stärkere Reaktion im Rahmen eines hirntraumatischen Allgemeinsyndroms (Reaktionsformen 2 und 3).

Etwas mehr als die Hälfte der erstmalig Operierten wurde noch *ein zweites Mal* — auf der Gegenseite — stereotaktisch operiert. Der Prozentsatz der sehr guten Operationsverträglichkeit war nur unwesentlich different gegenüber dem beim ersten Eingriff. Eine geringe postoperative Reaktion (Reaktionsform 1) fand sich jetzt aber nur in 20,9% der Fälle (bei der 1. Operation 40,3%), eine gute Verträglichkeit (Reaktionsformen 0 und 1) bei 61,2%. Die stärkeren Reaktionen waren bei der 2. Operation mit 38,8% deutlich häufiger als beim ersten Mal. Dies entspricht der klinischen Erfahrung. Schlüsselt man die einzelnen Formen der postoperativen psychischen Reaktionen nach ätiologischen Gruppen auf, so ergibt sich:

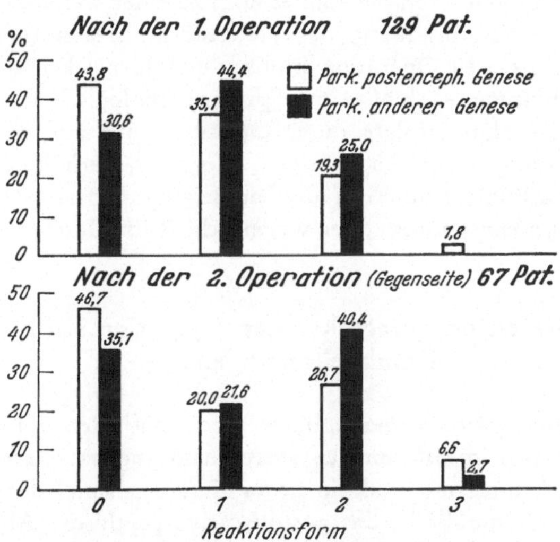

Abb. 1. Formen der psychischen Reaktion im Anschluß an die stereotaktischen Operationen

Nach dem ersten Teil des 1. Diagrammes war die Operationsverträglichkeit bei den Patienten mit p.e.Park. etwas besser als beim Park.a.G. Die Reaktionsform 2 war bei den Patienten mit Park.a.G. häufiger. Die klinische Beobachtung und Erfahrung bei über 1000 Operationen spricht ebenfalls dafür, daß Patienten mit p.e.Park. den operativen Eingriff im allgemeinen etwas besser vertragen als Patienten mit Park.a.G. Es ist anzunehmen, daß dieser Unterschied der Verträglichkeit zu ungunsten des Park.a.G. auch durch das etwas höhere Lebensalter dieser Patienten bedingt ist. Mit zunehmendem Alter ist die postoperative Reaktion offenbar stärker, während jüngere Kranke häufiger keine oder nur eine leichte psychische Operationsreaktion zeigen. Da die Patienten mit Park.a.G. außer ihrer Bewegungsstörung etwas häufiger pathologische Befunde bei der neurologischen und internistischen Untersuchung haben als die Patienten mit p.e.Park, dürften Ätiologie und Begleiterkrankungen wohl ebenfalls eine Rolle spielen. Bei unserer Patientengruppe unterschieden sich Dauer und Art der Restitution dieser Reaktionen jedoch nicht von den früher erwähnten allgemeinen Beobachtungen bei einer größeren Anzahl von Patienten.

Auf die *„schwere psychische Reaktion"* soll kasuistisch eingegangen werden. Wir fanden nur 3 Pat.: Nach der *ersten* Operation trat diese Reaktionsform bei einem 65jähr. Pat. auf. Er war sofort nach der Operation stark benommen, nach 4 Std leichte Halbseitenparese mit Blutdruckanstieg. Im Verlaufe eines Jahres bildeten sich alle Symptome bis auf eine ganz geringe, vor allem subjektiv empfundene Störung des Neugedächtnisses zurück, das unmittelbare Nachsprechen von Zahlenreihen war wieder ungestört (HAWIE vorwärts und rückwärts 10 Zahlen). Zum letzten Mal wurde der Patient $3^{1}/_{2}$ Jahre nach dem Eingriff nachuntersucht, er war psychisch völlig unauffällig.

Nach der *zweiten* Operation wurde diese Reaktionsform in zwei Fällen beobachtet: Bei einer 70jähr. Frau kam es während der Operation zu einer Blutung aus der Elektrodenhülse, diese wurde durch erneute Coagulation zum Stillstand gebracht. Noch einige Wochen zeigten sich Gedächtnislücken und Wortfindungsstörungen. Im Laufe der medikamentösen Therapie kam es noch zu einer weiteren Besserung, es blieb lediglich eine leichte Einschränkung des Neugedächtnisses zurück. — Ein 58jähr. Patient — vor der zweiten Operation klinisch und hirnelektrisch deutliche Zeichen einer Mangeldurchblutung — mußte nun psychopathologisch dem Syndrom V zugeordnet werden. Bei ihm erfolgte die 2. Operation nur auf wiederholten eigenen Wunsch und auf Drängen der Angehörigen. Wegen des erhöhten Operationsrisikos wurde nur sehr vorsichtig coaguliert. Trotzdem zeigte sich postoperativ ein erhebliches hirnorganisches Allgemeinsyndrom ohne wesentliche Rückbildungstendenz.

VI. Einfluß der ersten stereotaktischen Operation auf die somatischen Krankheitserscheinungen

In einem Zeitraum zwischen der 2. bis 4. Woche nach dem Eingriff haben sich die motorischen Funktionen im allgemeinen ausreichend angepaßt. Der Operationseffekt ist nun physiologisch integriert und ein neues Zusammenspiel der Bewegungsabläufe erreicht. Zu diesem Zeitpunkt ist das postoperative psychische Allgemeinsyndrom in der Mehrzahl der Fälle abgeklungen. Falls die Besserung der motorischen Funktionen die Psyche der Kranken überhaupt beeinflußt, muß diese Rückwirkung nicht sofort zum Ausdruck kommen. Nach 6—10 Monaten kann man dies aber erwarten. Deshalb wurden alle Befunde einheitlich 6—10 Monate nach der Operation erhoben.

1. Besserung der neurologischen Symptomatik

Die Ausprägung der neurologischen Symptomatik wird im 2. Diagramm — in einer prozentualen Auswertung — der präoperativen gegenübergestellt.

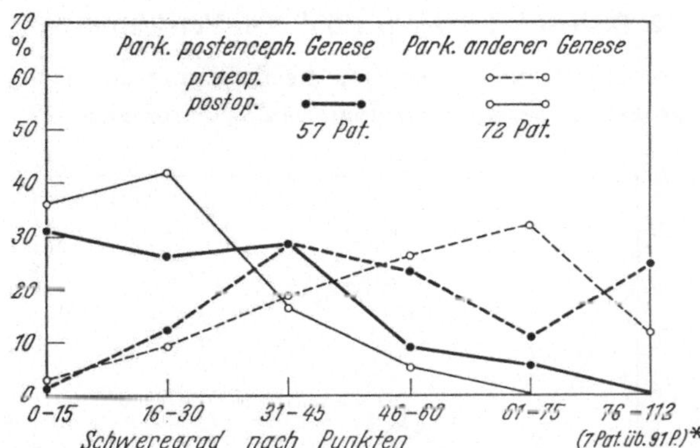

* 91—94 P. haben 3 Pat. mit Park. a. G.; 91—112 P. wiesen 4 Pat. mit p.e. Park. auf.

Abb. 2. Ausprägung der neurologischen Symptomatik vor und nach der 1. Operation (nach 6—10 Monaten)

Es zeigt sich eine erhebliche Verschiebung der Kurvengipfel von den schweren Graden der neurologischen Störung zu den leichteren hin. Damit manifestiert sich eine *wesentliche Besserung der neurologischen Symptome*. Die Anzahl der Fälle mit den stärksten neurologischen Störungen nimmt sehr deutlich ab.

Fassen wir die 6 Schweregrade wieder in 3 Kategorien zusammen (mäßige, starke und sehr starke neurologische Störung), so ergibt sich im Vergleich zum Präoperativen (Prozentanteile in Klammern):

Neurol. Störung:	mäßig	stark	sehr stark
Vor der Operation	17 (13,3)	61 (47,2)	51 (39,5)
Nachuntersuchung	89 (69,0)	37 (28,7)	3 (2,3)

Diese Gegenüberstellung läßt die erstaunliche Wandlung noch deutlicher hervortreten.

Teilen wir die Patienten nach den beiden *ätiologischen Gruppen* auf und vergleichen die Befunde bei der Nachuntersuchung mit denen vor der Operation, so zeigt sich (Prozentanteile in Klammern):

Neurol. Störung:	mäßig	stark	sehr stark
p. e. Park.			
Vor der Operation	8 (14,0)	29 (50,9)	20 (35,1)
Nachuntersuchung	33 (57,9)	21 (36,9)	3 (5,2)
Park. a. G.			
Vor der Operation	9 (12,5)	32 (44,4)	31 (43,1)
Nachuntersuchung	56 (77,8)	16 (22,2)	—

Die Besserungsrate war demnach bei den Patienten mit Park.a.G. etwas größer als bei den Kranken mit p.e.Park., es bestehen aber keine signifikanten Unterschiede.

Die Differenz der Punktzahl war statistisch hochsignifikant, ergab aber keinen Unterschied zwischen den ätiologischen Gruppen (Vorzeichentest, Prüfung der Mittelwertsunterschiede mit U-Test nach MANN-WHITNEY [18]).

2. Besserung bei den persönlichen Verrichtungen

Bei den persönlichen Verrichtungen war die Besserung durch die erste Operation prozentual *noch größer als bei der neurologischen Symptomatik.*

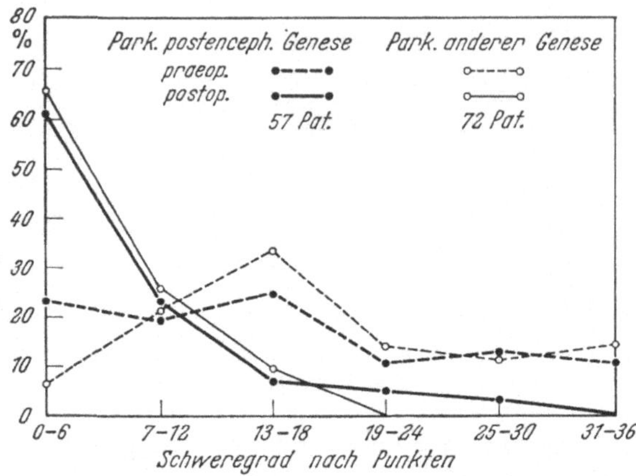

Abb. 3. Ausmaß der Behinderung bei den persönlichen Verrichtungen vor und nach der 1. Operation (nach 6—10 Monaten)

Die Gruppe mit dem geringsten Grad der Behinderung war nun prozentual fast doppelt so stark besetzt wie vor der Operation, die letzten 4 Schweregrade waren entsprechend geringer vertreten.

In 3 Kategorien zusammengefaßt ergibt sich (Prozentanteile in Klammern):

Behinderung bei den persönl. Verrichtungen	mäßig	stark	sehr stark
Vor der Operation	44 (34,1)	54 (41,9)	31 (24,0)
Nachuntersuchung	113 (87,6)	14 (10,9)	2 (1,5)

Differenziert man nach den beiden ätiologischen Gruppen und prüft statistisch mit dem Vorzeichentest und dem U-Test nach MANN-WHITNEY, so ergeben sich hier ebenfalls keine signifikanten Unterschiede. Die folgende Tabelle gibt den Vergleich in der Gegenüberstellung der Zahlen- bzw. Prozentwerte (in Klammern):

Behinderung bei den persönl. Verrichtungen	mäßig	stark	sehr stark
p. e. Park.			
Vor der Operation	24 (42,1)	20 (35,1)	13 (22,8)
Nachuntersuchung	48 (84,2)	7 (12,3)	2 (3,5)
Park. a. G.			
Vor der Operation	20 (27,7)	34 (47,2)	18 (25,1)
Nachuntersuchung	65 (90,3)	7 (9,7)	—

[18] Die Anwendung der statistischen Methoden und die Berechnungen verdanke ich Herrn Dipl.-Psych. Dr. W. BROEREN.

3. Beeinflussung der Arbeitsfähigkeit — Hilfsbedürftigkeit

Vergleicht man Arbeitsfähigkeit bzw. Hilfsbedürftigkeit der Patienten nach dem Eingriff mit dem präoperativen Zustand, so ergab sich ebenfalls eine deutliche Besserung.

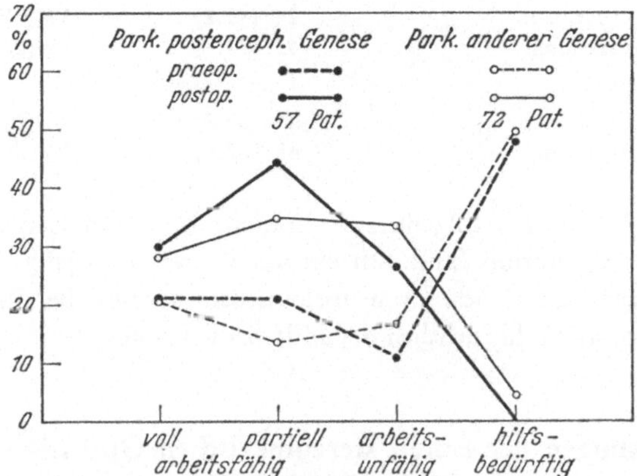

Abb. 4. Arbeitsfähigkeit/Hilfsbedürftigkeit vor der 1. Operation und 6—10 Monate danach

Die Besserung war jedoch nicht so ausgeprägt wie bei der neurologischen Symptomatik und den persönlichen Verrichtungen. Durch die weiträumigere Unterteilung werden überdies feinere Unterschiede nivelliert (auf diesen Sachverhalt wurde bei der Abhandlung der präoperativen Befunde schon hingewiesen). Zahlenmäßig zeigt sich folgende Auswirkung der Operation (Prozentanteile in Klammern):

Arbeitsfähigkeit	voll arbeitsfähig	partiell	arbeitsunfähig	hilfsbedürftig
Vor der Operation	27 (21,0)	22 (17,0)	18 (14,0)	62 (48,0)
Nachuntersuchung	37 (28,7)	50 (38,8)	39 (30,2)	3 (2,3)

Der Anteil der voll Arbeitsfähigen nahm zwar im Durchschnitt nur um 7,7% zu, die Zahl der partiell Arbeitsfähigen dafür aber um 21,8%. Einige Patienten, die früher hilfsbedürftig waren, konnten jetzt in die Kategorie der Arbeitsunfähigen eingereiht werden (Zunahme der Arbeitsunfähigen um 16,2%). Die Zahl der Hilfsbedürftigen verringerte sich folglich wesentlich, und zwar um 45,7%.

Fassen wir je zwei Kategorien zusammen, so ergibt sich:

	volle/partielle Arbeitsfähigkeit	Arbeitsunfähigkeit/ Hilfsbedürftigkeit
Vor der Operation	49 (38,0%)	80 (62,0%)
Nachuntersuchung	87 (67,5%)	42 (32,5%)

Damit war der prozentuale Anteil der Arbeitsfähigen nach der ersten Operation nahezu verdoppelt, der *Anteil der Arbeitsunfähigen bzw. Hilfsbedürftigen fast auf die Hälfte des Ausgangswertes gesunken.* Wesentliche Unterschiede zwischen den beiden ätiologischen Gruppen treten nicht zutage. Der zahlenmäßige Vergleich fällt hier etwas zuungunsten der Patienten mit Park.a.G. aus (Prozentanteile in Klammern):

	volle/partielle Arbeitsfähigkeit	Arbeitsunfähigkeit/ Hilfsbedürftigkeit
p. e. Park.		
Vor der Operation	24 (42,2)	33 (57,8)
Nachuntersuchung	42 (73,7)	15 (26,3)
Park. a. G.		
Vor der Operation	25 (34,7)	47 (65,3)
Nachuntersuchung	45 (62,5)	27 (37,5)

Zusammenfassend läßt sich folgendes feststellen: In einem Zeitraum von 6 bis 10 Monaten nach der Operation fand sich ein *markanter Rückgang der Bewegungsstörung.* Die Besserung zeigte sich im neurologischen Befund, bei den persönlichen Verrichtungen und vor allem hinsichtlich der Hilfsbedürftigkeit.

VII. Auswirkungen der ersten stereotaktischen Operation auf das psychische Zustandsbild

Die Operation ist in fast allen Fällen eine objektiv feststellbare Zäsur zwischen dem häufig jahrelangen, progredienten Leiden und einer schlagartig einsetzenden Besserung. Die in wenigen Minuten erzeugte und sich im Laufe von Tagen konsolidierende Wandlung der Bewegungsfähigkeit ist wegen des scharfen Kontrastes ganz besonders geeignet, den Patienten diese Änderung mit großer Intensität erleben zu lassen. Das fand Ausdruck in ihren Berichten:

Manche Patienten erzählten, sie seien ganz andere Menschen geworden und könnten ihrer Arbeit wieder nachgehen. Andere erklärten, die Stimmung sei viel besser und sie hätten wieder viel mehr Lebensfreude. Wieder andere schilderten, sie seien nicht mehr so gleichgültig wie früher, hätten wieder ein geistiges Vollgefühl und mehr Schwung. Das Denken sei nun von der Krankheit nicht mehr in Anspruch genommen und die geistige Kraft werde nicht mehr verzehrt. Einige waren glücklich, wieder selbständig zu sein und mit Messer und Gabel essen zu können. Sie halfen Kindern und Enkeln, fielen auf der Straße nicht mehr auf und machten wieder alleine Besuche.

Aus der Fülle der eindrucksvollen Schilderungen sollen zwei Einzelberichte wiedergegeben werden, die von einem selbständigen Handwerksmeister und von einem Arzt stammen.

Handwerksmeister H. M. im Mai 1961; Operation September 1960 — Thalamus rechts:

„Vor der Operation ist es wie ein Alpdruck gewesen, weil ich gespürt habe, daß es täglich schlimmer wurde. Ich habe auch so eine Art Denkhemmung gehabt, die seit der Operation verschwunden ist. Als Vorsitzender einer Meisterprüfungskommission habe ich vor der Operation in Prüfungssituationen Schwierigkeiten gehabt, den Faden zu behalten. Die Konzentration ist voll gewesen, ich habe mich jedoch vermehrt anstrengen müssen. In der freien Rede, zum Beispiel bei den Einführungs- und Abschlußansprachen, bin ich vor der Operation oft ins Stocken geraten, weil die Gedanken nicht mehr so konzentriert waren. Es war nichts Fließendes, ich konnte auch nicht einmal einen Gedanken dazwischenwerfen. Ich bin schon ins Stocken gekommen bei der Vorstellung mir bekannter Prüfer. Ich habe den Namen auf der Zunge gehabt, aber nicht herausgebracht. Seit der Operation kann ich wieder schneller denken. Ich kann die Prüfungssituation ohne weiteres meistern. In der freien Rede ist alles normal, auch der Gedankenfluß, ebenso ist das Sprechen und das Denken besser koordiniert.

(Auf Befragen): Eine Sache hatte sich dazwischengeschaltet, zwischen den Gedanken und die freie Rede. Es war immer etwas Hemmendes dazwischen, so war es auch mit den Körperteilen. Ich mußte dem linken Arm befehlen, daß er sich herunterlegte. Man kommt dadurch ganz aus dem Lebensrhythmus, aus dem Takt." Die Ehefrau berichtete ergänzend: ihr Mann sei vor der Krankheit eine heitere, idealistische Natur gewesen und strotzend vor Gesundheit. Nach dem Wissen über die Krankheit habe er alles schwarz gesehen und sei ohne wesentliche Tagesschwankungen depressiv gewesen. Vom Freundeskreis habe er sich auffallend abgesperrt und zurückgezogen. Bereits am Tag nach der Entlassung habe er — völlig umgewandelt — wieder geredet und sich an den Vorgängen seiner Umgebung lebhaft beteiligt. Er könne jetzt seinen Betrieb wieder ohne Schwierigkeiten führen.

Dr. med. W. K. im Juli 1959; Operation März 1959 — Thalamus rechts:

„Wenn man als Arzt an Parkinsonismus erkrankt ist, so erkennt man bald, daß es sich nicht um eine Krankheit schlechthin handelt, sondern um ein Leiden mit wechselnder Progredienz. Die Erfolglosigkeit der medikamentösen Therapie zwang mich, mich nach einer anderen therapeutischen Möglichkeit umzusehen. Die parkinsonistischen Beschwerden werden im Laufe der Zeit so lästig und quälend, daß sie sowohl das allgemeine Lebensgefühl als auch die Arbeitsfähigkeit immer mehr beeinträchtigen. Die psychische Verstimmung nimmt zu, die früher schier unversiegbare Arbeitskraft und Arbeitsfreude lassen nach, man empfindet in zunehmendem Maße das drohende Damoklesschwert der Invalidität und wird ein recht unwirscher Geselle, der sich selbst und der Familie immer mehr zur Last fällt.

Ich hatte mich auf die Operation besonders eingestellt, um ja nicht durch eine Reflex-, d. h. Angstbewegung eine Störung hervorzurufen. Es geschah gar nichts, kein Schmerz, kein Wärmegefühl, kein Gefühl elektrisiert zu werden. Und da, auf einmal merkte ich noch in tabula, daß der Rigor des linken Armes verschwunden war, daß ich die willkürliche Muskulatur des linken Armes, der Hand und der Finger wieder völlig beherrschte. Das ist ein so unglaubliches Glücksgefühl, daß es kaum zu beschreiben ist.

Die postoperative Phase ist in meinem Fall einfach gewesen, ohne jegliche Komplikation. Am 4. Tag nach der Operation konnte ich aufstehen. Ich war wieder ein anderer Mensch geworden, konnte meinen linken Arm und mein linkes Bein wieder normal gebrauchen, der Gang war wieder frei und elastisch, die Stimmung wieder gut."

1. Veränderung der Zusammensetzung der psychopathologischen Syndromgruppen in der gesamten Untersuchungsreihe

Die Tabelle zeigt den zahlenmäßigen und prozentualen Vergleich der Besetzung der psychopathologischen Syndrome vor und 6—10 Monate nach der Operation.

Psychopathologische Syndrome		0	I	II	III	IV	V
Vor der Operation		—	19	44	33	20	13
	%		14,7	34,1	25,6	15,5	10,1
6—10 Monate nach der Operation		100	3	3	11	2	10
	%	77,5	2,3	2,3	8,5	1,5	7,7

In 77,5% findet sich eine Normalisierung des psychischen Bildes, 100 Pat. waren jetzt weitgehend unauffällig.

Anmerkung: Zu Syndrom 0 — unauffälliger psychischer Befund — ist noch folgendes zu bemerken:

Das Kriterium *„psychisch unauffällig"* muß einmal *interindividuell* (kollektiv) normativ, zum anderen aber auch *individuell* orientiert sein. Wir beziehen uns auf die Differenzen zwischen kollektiver und individueller Seinsnorm, H. MÜLLER-SUUR (1950, 1959). Für die individuelle Betrachtung sind — vergleichen wir die Zustandsbilder *vor der Krankheit* und *nach der Operation* — einige Schwierigkeiten zu überwinden. Objektive Befunde aus der Zeit vor der Manifestation des Parkinsonleidens liegen nicht vor, sondern eben nur die kurz vor der Operation erhobenen. Hinsichtlich dieses individuellen Normbegriffes sind wir also auf die (subjektiven) Angaben der Patienten und die der Angehörigen angewiesen. Die bei der Nachuntersuchung abgegebene Versicherung, daß gegenüber dem Zustand und dem Verhalten aus gesunden Tagen keine Abweichung mehr zu bemerken sei, kann man bei ausreichend kritischen Kranken und Angehörigen als stichhaltig ansehen und entsprechend bewerten. Es sind aber trotzdem kleine Abweichungen notiert worden, wenn solche nach dem Ergebnis der eigenen Untersuchung vorzuliegen schienen. So hatte man den Eindruck, daß bei 10 Pat. die affektive Schwingungsfähigkeit etwas vermindert war; 9 Pat. waren nur mäßig spontan in ihren sprachlichen und motorischen Äußerungen. Diese Beobachtung könnte die Annahme einer Abweichung von der kollektiven (überindividuellen) Norm doch gestatten, obgleich eine Veränderung weder von den Patienten noch von den Angehörigen empfunden wurde. Ließe man nun den individuellen Faktor außer acht und richtete sich lediglich nach dem kollektiven (überindividuellen) Normbegriff, dann würde sich die Anzahl der Patienten mit einem unauffälligen psychischen Befund von 100 auf 81 verringern, d. h. von 77,5% auf 62,8% der Gesamtzahl. Gegen ein solches Vorgehen spricht aber die berechtigte Forderung, im Normbegriff auch einer Individualnorm Rechnung zu tragen.

Andererseits gaben 18 Pat. eine nur subjektiv empfundene Gedächtnis- bzw. Merkfähigkeitsstörung an, obgleich sich bei der Untersuchung dieser Kranken von uns aus gesehen keine sicheren Ausfälle fanden. Man kann diese Angaben im Sinne einer Abweichung von der individuellen Norm bewerten, obwohl — unter dem Gesichtspunkt des kollektiven Normbegriffes — hier keine Auffälligkeiten festzustellen waren. Die Anzahl der Patienten mit einem unauffälligen psychischen Befund würde sich also von 100 auf 82 verringern (d. h. von 77,5% auf 63,6%), wenn in diesen Fällen ausschließlich der *individuelle* Normbegriff zugrunde gelegt würde. Dagegen spricht nun wieder die Notwendigkeit, auch den kollektiven (überindividuellen) Normbegriff zu berücksichtigen.

Alle nach dem kollektiven bzw. nach dem individuellen Normbegriff festgestellten psychischen Abweichungen blieben auf einen speziellen Bereich beschränkt; eine Beteiligung anderer psychischer Bereiche — wie wir dies z. B. in den präoperativ aufgestellten Syndromen vor uns haben — war in keinem Falle zu finden. So glaubten wir uns berechtigt, alle diese Patienten zu den psychisch Unauffälligen zählen zu dürfen.

a) Die Entwicklung des psychischen Bildes bei den jetzt unauffälligen Patienten (Syndromgruppe 0)

Patienten mit präoperativem psychischem Syndrom I.

Fallbeispiel 1 (s. S. 15):

Zustand nach Thalamotomie rechts; postoperative psychische Reaktionsform 0.

Der Patient ist aufgeschlossen, gelöst und psychisch völlig unauffällig. Neurologisch findet sich hin und wieder ein geringfügiger Tremor der linken Hand, der aber sofort unterdrückt werden kann; kein vermehrtes Schwitzen. Weder objektiv noch subjektiv ergibt sich eine Einschränkung des Gedächtnisses oder der Merkfähigkeit. Der Patient gibt an, daß er sich — als Leiter einer Registratur — noch an Briefwechsel mit Firmen vor 8—10 Jahren genau erinnere und gibt dafür Beispiele. Vor der Operation habe ihn zu Hause und bei der Arbeit oft „die Fliege an der Wand" geärgert, die Bewegungsstörung habe ihn nervös gemacht und seelisch deprimiert. Jetzt sei es ein schönes, ruhiges Arbeiten, er arbeite täglich 10 bis 12 Std, sei fröhlich dabei und singe auch mal ein Lied. Seine Angehörigen hätten eine erhebliche Veränderung bemerkt, man wundere sich zu Hause immer, daß er so ausgeglichen und froh sei im Gegensatz zu seinem früheren Zustand.

Fallbeispiel 2 (s. S. 15):

Zustand nach Thalamotomie rechts; postoperative psychische Reaktionsform 0.

Der Patient ist in seinen Reaktionen viel spontaner und in der Stimmung eher etwas gehoben. Neurologisch zeigt sich nur noch ein ganz geringer Tremor im linken Arm, rechtsseitig ebenfalls leichte Besserung des Rigors. Die Arbeit auf dem Hof gehe viel rascher voran und strenge ihn auch weniger an als vor der Operation. Er sei jetzt immer gut gelaunt und freue sich vor allem darüber, daß er wieder allein ins Bett gehen, sich an- und ausziehen und sich auch allein ein Brot schmieren könne.

Nach Angaben der Angehörigen habe der Patient „viel mehr Mut zur Arbeit". Bereits am 2. Tag nach der Entlassung habe er sein Fahrrad bestiegen (seit 10 Jahren wieder zum ersten Mal) und sei 10 km zu seiner Tochter gefahren. Er kümmere sich wieder um alles in Haus und Hof, gehe auf das Gemeindeamt und behalte alles Wichtige, ohne sich etwas aufzuschreiben. Von den Symptomen einer cerebralen Gefäßsklerose, an die früher in einer anderen Klinik gedacht wurde, ist nicht das geringste zu bemerken. (Patient kommt zur 2. Operation in die Klinik.)

Patienten mit präoperativem psychischem Syndrom II.

Fallbeispiel 3 (s. S. 17):

Zustand nach Thalamotomie links; postoperative psychische Reaktionsform 2.

Der Patient ist besser anpassungs- und schwingungsfähig als vor der Operation, wenn auch eine gewisse Affektsteife noch vorhanden ist. Auffallend ist die größere Zuversicht, mit der dieser Patient nun von seinen Plänen und Aufgaben spricht, die sich ganz auf die Sorge für seine Familie richten.

Neurologisch findet sich nur noch ein ganz geringer Rigor rechts und gelegentlich ein gut unterdrückbarer Tremor, vereinzelt Paraphasien, die jedoch sofort verbessert werden; am linken Arm mittelgradiger Rigor und Tremor. Merkfähigkeit und Gedächtnis sind gut, subjektiv habe letzteres etwas nachgelassen. Die Angehörigen berichten von einem größeren Lebensmut und größerer Ausgeglichenheit gegenüber dem Zustand vor der Operation. Er könne sich besser helfen, sei selbständiger und habe jetzt auch außerhalb seiner beruflichen Tätigkeit wieder etwas vor.

Das etwas absonderliche, leicht verschrobene Verhalten, wie es vor der Operation beobachtet werden konnte, ist nur noch in Resten vorhanden. (Patient kommt zur Durchführung der 2. Operation.)

Fallbeispiel 4 (s. S. 18):

Zustand nach Thalamotomie links; postoperative psychische Reaktionsform 1.

Der Patient fühlt sich wesentlich frischer und freier; er ist lebhafter, seine Angaben sind viel klarer und bestimmter. Die frühere weinerliche, affektlabile Wesensart ist bis auf eine gelegentliche leichte Rührseligkeit verschwunden. Das größere Lebensgefühl und die bessere Zuwendung sind nicht nur im Inhaltlichen, sondern auch in seinem gesamten Auftreten und in der Motorik spürbar, obwohl sich die Symptomatik auf der nicht operierten Seite (links) etwas verschlechtert hat.

Die Angehörigen berichten, daß der Patient — im Vergleich zur Zeit vor der Operation — jetzt das Dreifache an Arbeit im Weinberg verrichten könne. Er sei viel ruhiger und ausgeglichener, interessierter und teilnehmender geworden. Er mache von sich aus wieder ab und zu Besuche im Dorf. (Patient kommt zur 2. Operation.)

Patienten mit präoperativem psychischem Syndrom III.

Fallbeispiel 6 (s. S. 21):

Zustand nach Thalamotomie rechts; postoperative psychische Reaktionsform 1.

Bei der Wiederaufnahme — 6 Monate nach der ersten Operation — zeigt sich eine erhebliche Wandlung: Die Patientin ist viel aufgeschlossener, spontaner, zeigt größeren Unternehmungsgeist und ist in ihren Äußerungen bestimmter und energischer. Die Grundstimmung ist eher heiter, die Affektivität völlig angepaßt und gut moduliert. Sie ist sehr glücklich, sich nun wieder selbst helfen zu können und berichtet, daß sie die häuslichen Arbeiten wieder übernommen habe. Neurologisch ist die früher stärker befallene linke Körperseite bis auf einen geringen Resttremor im Bein sehr gut gebessert, die Sprache wieder normal; eine Akinese (rigorfreie Starre) läßt sich nicht mehr feststellen, dagegen besteht noch ein grober Tremor im rechten Arm. (Patientin kommt deshalb zur Operation der Gegenseite.)

Patienten mit präoperativem psychischem Syndrom IV.

Fallbeispiel 7 (s. S. 24):
Zustand nach Thalamotomie links; postoperative psychische Reaktionsform 0.

Die Patientin ist kaum wiederzuerkennen, sie wirkt in ihrer ganzen Erscheinung um mindestens 10 Jahre jünger, geht erheblich mehr aus sich heraus und berichtet spontan von Tätigkeiten, die sie seit der Operation wieder leisten könne. Sie ist dabei ungezwungen, in ihrer Freude herzlich, gelegentlich sogar mitreißend, in den affektiven Äußerungen aber angepaßt. Sie sei innerlich viel zufriedener, seit sie wieder alles ohne fremde Hilfe machen könne; das sehr starke Schwitzen sei fast völlig weg.

Neurologisch findet sich nur ein ganz geringer Tremor rechts, links dagegen ist die Parkinsonsymptomatik deutlich stärker. Durch die Besserung der Sprache ist die Kontaktaufnahme jetzt wesentlich erleichtert. Der Ehemann gibt an, daß seine Frau viel mehr Interesse und Selbstvertrauen habe und den Verkauf von Flaschenbier und Limonade wieder selbst erledige; daneben arbeite sie im Garten, habe im Frühjahr allein gesät und könne die Hausarbeit ohne wesentliche Hilfe wieder selbst verrichten. (Patientin sucht die Klinik zur Operation der Gegenseite auf.)

Patienten mit präoperativem psychischem Syndrom V.

Fallbeispiel 9 (s. S. 26):
Zustand nach Pallidotomie links; postoperative psychische Reaktionsform 0.

Drei Monate nach der Operation berichtet der Patient zunächst brieflich, daß er wieder Interesse an den Vorgängen seiner Umgebung habe, sich wieder über Besuch freue und mit Interesse mehrere Stunden am Tag lese. Er könne die Toilette wieder allein aufsuchen, sich allein anziehen und rasieren; außerdem schreibe er wieder selbst Schreibmaschine.

Weitere 7 Monate später kommt er dann zur zweiten Operation in die Klinik. Das Zustandsbild ist gegenüber dem präoperativen Befund erheblich gewandelt; der früher in sich zurückgezogene, nicht durch äußere Eindrücke anregbare Kranke ist nun lebhaft, spontan in seinen Äußerungen und in der Zuwendung. Er zeigt sich gut informiert über politische Ereignisse und Zusammenhänge, zu denen er selbst kritisch Stellung nimmt; dabei ist er konzentriert, affektiv angepaßt und in seiner Grundstimmung ausgeglichen, eher etwas gehoben. Die Willensvorgänge, die Merkfähigkeit und das Gedächtnis sind nicht gestört. Die Ehefrau bestätigt die starke psychische Wandlung. Ihr Mann sei ein ganz anderer Mensch geworden.

Neurologisch zeigt sich neben einer Gang- und Haltungsstörung ein intermittierend und salvenartig auftretender Tremor der rechten Hand, der aber rasch unterdrückt werden kann; Rigor ist nicht mehr nachweisbar, die raschen Wechselbewegungen sind fast normal. An den linksseitigen Extremitäten dagegen bestehen erheblicher Rigor und Tremor.

Fallbeispiel 10 (s. S. 27):
Zustand nach Thalamotomie links; postoperative psychische Reaktionsform 0.
Hausbesuch 10 Monate nach der Operation:

Die Patientin ist bei der Hausarbeit. Sie ist überglücklich, macht wieder sämtliche Hausarbeiten, außerdem das Waschen, Flicken und Nähen. Während sie vor der Operation öfter unruhig und agitiert wirkte, erscheint sie jetzt ruhig, ausgeglichen und in ihren Bewegungen beherrscht, eher gemessen. Die Grundstimmung ist leicht gehoben, der Affekt aber völlig adäquat, Wille und Antrieb nicht gestört. Gedächtnis und Merkfähigkeit sind nach ihren Angaben gegenüber dem Zustand vor der Operation eher besser. Stuhlhypochondrie und Zwangsdenken sind verschwunden. Neurologisch findet sich gelegentlich ein leichter Tremor der rechten Hand, der gut unterdrückt werden kann. Die Sprache ist besser verständlich, das krampfhafte Vorstrecken der Zunge ist verschwunden. Pro Woche habe sie etwa einmal einen Blickkrampf für 1—2 Std.

Der Ehemann berichtet ergänzend, daß das Leben für seine Frau nun wieder lebenswert sei; sie seien beide so froh über diese Wandlung, zumal man ihm doch vor der Operation gesagt habe, daß die psychischen Veränderungen möglicherweise stärker hervortreten könnten. Davon habe er aber nichts bemerkt, im Gegenteil, seine Frau sei nicht mehr so vergeßlich, erinnere sich auch wieder besser an frühere Ereignisse. Während er früher fast die ganze Hausarbeit habe leisten müssen, könne seine Frau dies nun alles wieder selbst machen.

Die nun „psychisch unauffälligen" Patienten waren also präoperativ auf alle Syndromgruppen verteilt. Von den zehn eingehender dargestellten Patienten haben sich acht Kranke psychisch erheblich gebessert; sie waren bei der Nachuntersuchung im wesentlichen als „psychisch unauffällig" zu bezeichnen. Besonders bemerkenswert war diese Besserung im Fall 7, da diese Patientin präoperativ schon Zeichen einer Persönlichkeitsveränderung aufwies, noch eindrucksvoller aber bei den Fällen 9 und 10, da hier präoperativ nicht nur eine Veränderung der Persönlichkeit, sondern auch Zeichen einer Demenz bestanden. Wie verteilen sich nun diese psychopathologisch unauffälligen Kranken auf die einzelnen präoperativen Syndrome in ihrer Gesamtheit? Darüber gibt folgende Gegenüberstellung Aufschluß:

		Präoperativ	Nachuntersuchung nach 6—10 Monaten	
Aus	Syndromgruppe I (19) waren		18 = 94,7%*	unauffällig,
	Syndromgruppe II (44) waren		36 = 81,1%	unauffällig,
	Syndromgruppe III (33) waren		23 = 69,7%	unauffällig,
	Syndromgruppe IV (20) waren		16 = 80,0%	unauffällig,
	Syndromgruppe V (13) waren		7 = 53,8%	unauffällig.
	Nach Operation insgesamt		100 = 77,5%	aller Patienten unauffällig.

* vom Ausgangswert.

Die Besserungsrate ist in Syndromgruppe I am größten. In Richtung auf Syndromgruppe V erfolgt eine prozentuale Abnahme; hier ist die Besserungsrate am geringsten. Auffällig niedrig ist aber auch der prozentuale Anteil der jetzt unauffälligen Patienten, die präoperativ das Syndrom III boten. Diese Gruppe zeigt nach der Syndromgruppe V den zweitniedrigsten Anteil der Besserung. Auf die Ursachen, die dem zugrunde liegen, kommen wir später zu sprechen. Gegenüber dieser großen Zahl psychisch jetzt unauffälliger Patienten fällt die Zahl derer, die zwar gebessert, aber noch verändert waren, kaum ins Gewicht. Trotzdem scheint es notwendig, auch darauf näher einzugehen, weil dabei — wie wir später zeigen werden — exogene und endogene Gründe eine Rolle spielen.

b) Die Entwicklung des psychischen Bildes bei den psychopathologisch nur zum Teil gebesserten Patienten

Sieben Patienten hatten sich psychopathologisch zwar gebessert, waren aber noch nicht unauffällig. Im einzelnen ergab sich folgendes:

1 Pat. aus Syndromgr. II jetzt in Syndromgr. I,
von 2 Pat. aus Syndromgr. III jetzt einer in I, einer in II,
von 3 Pat. aus Syndromgr. IV jetzt zwei in II, einer in I,

1 Pat. aus Syndromgr. V jetzt in III.

Zur Verdeutlichung wird der Verlauf bei unserer Patientin T. L. (Fallbeispiel 8, s. S. 24) geschildert:

Präoperatives psychisches Syndrom IV, derzeitiges psychisches Syndrom III.

Zustand nach Pallidotomie links; postoperative psychische Reaktionsform 0.

6 Monate nach der Operation stellt sich die Patientin erstmals wieder vor. Das psycho-pathologische Bild hat sich gegenüber dem präoperativen Befund nicht so stark geändert wie bei vielen anderen Kranken. Die Patientin ist jedoch im Gespräch anregbar, geht etwas mehr aus sich heraus und wirkt nicht so in sich gekehrt wie vor der Operation. Im Vordergrund steht eine schwunglos-weinerlich-depressive Verstimmung, die morgens stärker ausgeprägt sein soll als am Abend. Bei der Untersuchung zeigt sich ein guter Effekt der operierten Seite, während die Gegenseite verschlechtert ist; außerdem ist eine mäßige Hypokinese (rigorarme Starre) festzustellen.

Der Ehemann berichtet, daß der psychische Zustand nach der Operation zunächst recht gut gewesen sei, seine Frau sei aufgeschlossener gewesen, habe im Hause wieder etwas helfen können. Das Gedächtnis sei besser geworden. Die Energie sei größer als vor der Operation, sie habe aber — infolge rascher Verschlechterung links — noch manches nicht allein tun können.

In jeder Syndromgruppe fanden sich aber auch einige Patienten, bei denen keine Besserung, ja sogar eine Verschlechterung eingetreten war. Diese Gruppe von Kranken ist in ganz besonderem Maße wichtig für die Indikationsstellung zur Operation; deshalb wird im folgenden Abschnitt darauf gesondert eingegangen.

c) Die Entwicklung des psychischen Bildes bei den psychopathologisch unveränderten bzw. verschlechterten Patienten

Von den 129 Pat. waren 10 Kranke, d. h. 7,7%, psychopathologisch unverändert geblieben, 12 Pat. (= 9,3%) hatten sich verschlechtert:

Dazu der Verlauf bei unserer Patientin H. B. (Fallbeispiel 5, s. S. 20).

Präoperatives psychisches Syndrom III, derzeitiges psychisches Syndrom IV.

Zustand nach Thalamotomie rechts, postoperative psychische Reaktionsform 2.

Die Nachuntersuchung ergibt eine Verschlechterung gegenüber dem präoperativen psychischen Befund. Die Grundstimmung ist depressiv, die affektive Schwingungsfähigkeit deutlich eingeengt und die spontanen Äußerungen sind sehr selten. Die Patientin wirkt interesselos, in sich zurückgezogen und verlangsamt. Gedächtnis und Merkfähigkeit sind aber nicht eingeschränkt. Die neurologische Symptomatik ist mäßig gebessert, die rigorarme Starre gegenüber dem präoperativen Bild aber verstärkt. (Diese läßt sich jedoch durch eine massive medikamentöse Therapie wesentlich bessern, und gleichzeitig bessert sich auch das psychische Bild.)

Die Patientin äußert selbst, daß es ihr noch vor Wochen deutlich besser gegangen sei. Sie könne sich selbst nicht erklären, wie dies jetzt gekommen sei. Sie äußert Schuldgefühle und gleichzeitig Vorwürfe gegen die Angehörigen. Nach Angaben ihrer Schwester ist die Kranke im ersten halben Jahr nach der Operation viel aufgeschlossener und spontaner gewesen, sie sei wieder allein ausgegangen, habe Besuche gemacht, die Tageszeitung gelesen. In den letzten zwei Monaten habe dies aber wieder nachgelassen, die Patientin sei in den letzten Wochen recht schwierig gewesen; dazu habe sich auch wieder eine stärkere Bewegungsbehinderung eingestellt. Patientin kommt mit der Frage einer Operation der Gegenseite.

(Wenn auch in den ersten Monaten nach der Operation eine deutliche Besserung bestanden hat, so ist diese Patientin doch als psychisch verschlechtert aufgefaßt worden. Einer der Gründe für diese Verschlechterung mehrere Monate nach der Operation liegt wohl in der ungenügenden medikamentösen Nachbehandlung; als Beweis für diese Vermutung ist das rasche Ansprechen auf die entsprechenden Maßnahmen anzusehen.)

Für die einzelnen Syndromgruppen ergab sich:
Aus Syndromgruppe I war 1 Pat. verschlechtert und mußte in Gruppe III eingereiht werden;

aus Syndromgruppe II blieben	2 Pat. unverändert,
verschlechtert waren	4 Pat. — jetzt in III —
und	1 Pat. — jetzt in V —;
aus Syndromgruppe III waren	3 Pat. unverändert,
verschlechtert waren	2 Pat. — jetzt in IV —
und	3 Pat. — jetzt in V —;

aus Syndromgruppe IV verschlechterte sich 1 Pat. (V);
aus Syndromgruppe V blieben 5 Pat. unverändert.

Nimmt man die Patienten mit postoperativ unverändertem und die mit verschlechtertem psychischen Status zusammen, so ergibt sich, daß dieser Prozentsatz in Syndromgruppe I und erstaunlicherweise auch in Syndromgruppe IV am geringsten war (5,3 bzw. 5,0⁰/o), dann folgte Syndromgruppe II (15,9⁰/o). *Prozentual am meisten verschlechtert bzw. unverändert waren die Patienten aus den Syndromgruppen III und V, sie zeigten eine Rate von 24,2 bzw. 38,4⁰/o.*
Es war zu erwarten, daß die wenigen klinisch besonders ausgewählten Patienten mit der stärksten präoperativen psychischen Veränderung (Syndrom V) durch die Operation weniger gut beeinflußt würden als die Kranken der anderen Syndromgruppen. Ferner war anzunehmen, daß mit zunehmender psychischer Alteration die Besserungsrate geringer werden würde. Es war aber nicht vorauszusehen, daß die Patienten der Syndromgruppe III weniger gut beeinflußt werden würden als die Kranken, die in Syndrom IV eingereiht werden mußten, die also präoperativ schon eine deutliche Persönlichkeitsveränderung zeigten. Die Gründe dafür liegen in der Persönlichkeitsstruktur dieser Kranken, in den vom Parkinsonismus unabhängigen Begleiterkrankungen, aber auch in der differenten Genese des Parkinsonismus.

2. Überblick über die Zusammensetzung der Syndromgruppen in bezug zur Genese des Parkinsonsyndroms

Betrachten wir die Entwicklung der psychischen Veränderungen getrennt nach den von uns unterschiedenen ätiologischen Gruppen.

Tabelle 3 a. *Psychopathologische Syndrome bei Pat. mit p. e. Park.*

Nach der Operation	0	I	II	III	IV	V	Σ
präoperativ							
0	—	—	—	—	—	—	0
I	13	—	—	1	—	—	14
II	14	—	1	—	—	—	15
III	11	—	1	1	2	1	16
IV	5	1	—	1	—	—	7
V	3	—	—	1	—	1	5
Σ	46	1	2	4	2	2	57

5*

Vergleicht man die beiden Tab. 3 a und 3 b, so war in den beiden ätiologischen Gruppen die Veränderung in den Syndromgruppen I, III und IV recht einheitlich; Unterschiede fanden sich dagegen innerhalb der Syndromgruppe II: Hier waren von der Gruppe mit Park.a.G. sechs Patienten unverändert bzw. verschlechtert, bei einem Patienten war das psychische Zustandsbild etwas gebessert, aber nicht „unauffällig". Im Gegensatz dazu war von den Patienten mit p.e.Park. in Syndromgruppe II nur 1 Kranker unverändert geblieben, alle anderen waren nun psychisch unauffällig. Von den Patienten der Syndromgruppe V waren beim Park.a.G. 4 Kranke unverändert, beim p.e.Park. fand sich aber nur ein Patient, der auch bei der Nachuntersuchung wieder in dieses Syndrom eingeordnet werden mußte.

Tabelle 3 b. *Psychopathologische Syndrome bei Pat. mit Park. a. G.*

Nach der Operation	0	I	II	III	IV	V	Σ
präoperativ							
0	—	—	—	—	—	—	0
I	5	—	—	—	—	—	5
II	22	1	1	4	—	1	29
III	12	1	—	2	—	2	17
IV	11	—	—	1	—	1	13
V	4	—	—	—	—	4	8
Σ	54	2	1	7	—	8	72

Bei den Patienten mit Park.a.G. ist damit die relativ hohe Zahl der unverändert gebliebenen Kranken der Syndromgruppe V sehr auffällig. Die Gründe dafür sind wohl in der Ätiologie bzw. in den beim Park.a.G. sicherlich stärker wirksamen Begleiterkrankungen zu sehen (z. B. der cerebralen Gefäßsklerose). In diese Richtung weist auch die Tatsache, daß beim Park.a.G. nach der Operation 4 Patienten neu dem Syndrom V zugeordnet werden mußten, beim p.e.Park. dagegen nur 1 Patient. Obwohl diese Unterschiede sich nicht statistisch sichern lassen, ist doch eine Aussage dahingehend möglich, daß *die am stärksten ausgeprägten psychischen Veränderungen (Syndrom V) beim p.e.Park. durch die Operation günstiger beeinflußt werden.* Die Wahrscheinlichkeit einer Verschlechterung als Folge der Operation ist daher beim p.e.Park. sicher geringer als beim Park.a.G. Das stimmt mit dem allgemeinen klinischen Eindruck an einem großen Kollektiv von Patienten überein.

Aus der klinischen Beobachtung war nicht zu entnehmen, daß beim Park.a.G. von den Patienten mit Syndromgruppe II sich wesentlich mehr Patienten verschlechtern würden als beim p.e.Park.; beim Park.a.G. sind es 5 Kranke, beim p.e.Park verschlechterte sich kein Patient. Vier von diesen 5 Pat. mit Park.a.G. mußten postoperativ dem Syndrom III zugeordnet werden! Es erscheint naheliegend, als Grund das höhere Lebensalter heranzuziehen, in dem in verstärktem Maße Begleiterkrankungen wirksam werden. (Wir hatten ja auch die präoperativ sehr starke Besetzung des Syndroms II beim Park.a.G. auf diesen Umstand zurückgeführt.) *In der Syndromgruppe III aber scheinen noch andere hirnorganische Faktoren den postoperativen Verlauf zu bestimmen.* Dafür sprechen die therapeutischen Erfolge, auf die wir später noch eingehen werden.

Vergleicht man die prozentuale Verteilung der Patienten auf die einzelnen Syndromgruppen, so war der Anteil der psychisch Unauffälligen beim p.e.Park. etwas größer als in der Vergleichsgruppe, und das Syndrom V war bei den Patienten mit Park.a.G. prozentual dreimal häufiger vertreten als bei den Kranken mit p.e.Park.

Die Veränderung der psychopathologischen Syndrome nach der ersten Operation läßt sich in ihrer Gesamtheit recht eindrucksvoll mit einem *Summendiagramm* darstellen.

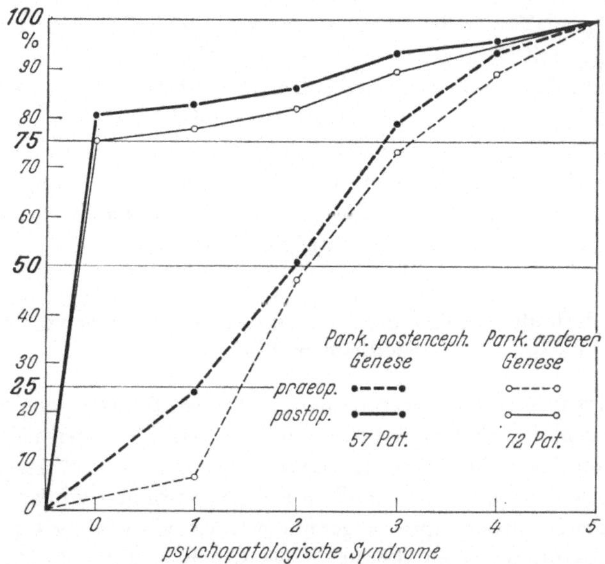

Abb. 5. Summenkurven der relativen Häufigkeit psychopathologischer Syndrome vor und nach der 1. Operation

Betrachtet man die beiden ätiologischen Gruppen, so kann man jetzt die präoperativ relevante Differenz zwischen den Syndromgruppen I und II nicht mehr nachweisen. Das Syndrom V war beim Park.a.G. prozentual etwas häufiger (11,1%) gegenüber dem p.e.Park. (3,5%); der Unterschied ließ sich aber statistisch nicht sichern.

Ein signifikanter Einfluß des *Lebensalters* auf die Verteilung der einzelnen psychopathologischen Syndrome fand sich auch bei den Nachuntersuchungen nicht (allenfalls für bestimmte Patienten mit Park.a.G., wie oben ausgeführt). Es wurden demnach *präoperativ vorhandene psychische Veränderungen auch bei älteren Kranken noch günstig beeinflußt.*

Die Möglichkeit, daß die Rückbildungsfähigkeit der psychischen Veränderungen mit zunehmender *Krankheitsdauer* geringer wird, läßt sich nicht bestätigen.

Auch bei langer Krankheitsdauer darf man noch eine Normalisierung des psychischen Bildes erwarten, vorausgesetzt, daß nicht andere cerebralorganische Faktoren dies verhindern.

Überblickt man *zusammenfassend* die Entwicklung der psychopathologischen Veränderungen und vergleicht diese Befunde mit denen vor der Operation, so ist ein erheblicher Wandel zu verzeichnen. Vor der Operation war kein Patient „psychisch unauffällig“, nun aber waren mehr als drei Viertel der Patienten ohne wesentliche psychische Normabweichungen. Außerdem hatten sich weitere 7 Pat. psychopathologisch gebessert. Damit ergab sich eine *Besserungsrate von 83% des Ausgangswertes.* Die Besserung der psychischen Alteration war — wenn man die Veränderung in jeder Syndromgruppe für sich betrachtet — beim geringsten Schweregrad (Syndrom I) am höchsten, sie nahm zu den schwereren psychischen Veränderungen hin ab. Ob man die Entwicklung innerhalb der Syndromgruppen prozentual aufschlüsselt oder je Syndrom für sich betrachtet, in jedem Fall lag die Besserungsrate bei den Syndromgruppen I, II und IV bei 80% des Ausgangswertes und höher. In den Syndromgruppen III und V war diese Quote deutlich geringer. Dies ging vor allem zu Lasten der Patienten mit Park.a.G.

Der Prozentsatz der bleibenden psychischen Veränderungen war bei den Patienten mit Park.a.G. größer als in der Vergleichsgruppe. Diese Verschlechterung der Patienten mit Park.a.G. ging vor allem auf Kosten derjenigen Kranken, die präoperativ in Syndrom II eingereiht werden mußten. Es gibt gewisse Anhaltspunkte, daß hier cerebralorganische Ursachen zumindest mitbestimmend waren. Das geht aus den Befunden hervor, die im folgenden Abschnitt erörtert werden.

3. Synopsis der Befunde von Patienten mit unverändertem oder verschlechtertem psychischem Bild

In der Regel ergab sich eine Besserung des psychischen Bildes — und zwar in 83% der Fälle. Es fanden sich aber Ausnahmen: Bei 22 Pat. (17% der Fälle) lag keine Besserung vor. Von den nicht gebesserten Kranken waren 10 (7,7%) psychopathologisch unverändert geblieben, d. h., sie mußten bei der Nachuntersuchung in die gleiche psychopathologische Syndromgruppe eingereiht werden wie vor der Operation. Eine Progression der psychischen Veränderungen ließ sich bei 12 Pat. (9,3%) feststellen. Den Gründen für diese Verschlechterung muß besonders nachgegangen werden. Möglicherweise ergeben sich daraus Folgerungen für die Indikationsstellung zum stereotaktischen Eingriff.

Fünf Pat., die postoperativ unverändert geblieben waren, gehörten psychopathologisch zu Syndromgruppe V (siehe dazu Tab. 3 a und 3 b, S. 67 u. 68). Das zahlenmäßige Überwiegen der Patienten mit Park.a.G. (4) gegenüber p.e.Park. (1), war sehr deutlich. Die Gründe sind — wie bereits geäußert wurde — in den unabhängig vom Parkinsonsyndrom bestehenden Begleiterkrankungen zu suchen. Gibt es Anhaltspunkte, die eine Voraussage in dieser Richtung ermöglichen? Gehen wir der Frage nach den Begleiterkrankungen an Hand des klinisch-neurologischen Befundes nach, und zwar getrennt für die beiden ätiologischen Gruppen.

Aus Tab. 4 a ist zu ersehen, daß präoperativ bei 42,1% der Patienten mit p.e.Park. und bei 52,8% mit Park.a.G. in neurologischen bzw. internistischen Untersuchungen ein pathologischer Befund nachweisbar war. *Die Patienten mit Park.a.G. waren also organpathologisch etwas stärker auffällig als die Vergleichsgruppe.* Beim p.e.Park. waren nur 12,3% der Patienten durch die Operation psychopathologisch unverändert bzw. verschlechtert, beim Park.a.G. waren es 21,0%. Schlüsselt man die Gruppe der Patienten mit Park.a.G. noch weiter auf, so ergibt sich folgendes:

Die wenigen Patienten mit einem *arteriosklerotisch* bedingten Parkinsonismus hatten prozentual sowohl hinsichtlich des präoperativen Organbefundes als auch postoperativ psychopathologisch schlechter abgeschnitten als alle anderen. Nur die Hälfte der Patienten war postoperativ in ihrem psychischen Befund gebessert. Daraus muß sich die Forderung ergeben, *hinsichtlich der Operationsindikation beim arteriosklerotisch bedingten Parkinsonismus einen besonders strengen Maßstab anzulegen, wobei man jedoch die Richtigkeit dieser Diagnose immer wieder überprüfen sollte* (siehe Fallbeispiel 2).

Tab. 4 b gibt eine Aufschlüsselung der präoperativen Befunde der 22 Pat., die psychopathologisch nicht gebessert waren. Der Prozentsatz der Patienten mit einem

Tabelle 4 a. *Neurol.-interner Befund (EEG, Liquor, Aortensklerose, Hypertonie) und Veränderung des psychischen Status 6—10 Monate nach der 1. Operation*

	Neurol.-intern normal	pathologisch	Psychischer Status gebessert	unverändert/ verschlechtert	Σ
Postencephal.	33	24	50	7	57
	57,9%	42,1%	87,7%	12,3%	
Parkinson	34	38	57	15	72
anderer Genese	47,2%	52,8%	79,0%	21,0%	
unklar	19	21	32	8	40
genuin	4	7	9	2	11
familiär	9	4	12	1	13
arterioskl.	2	6	4	4	8
Σ	67	62	107	22	129
%	51,9%	48,1%	83,0%	17,0%	

Tab. 4 b. *Präoperative klinische Befunde, Ausmaß des Hydrocephalus und psychische Operationsreaktion von Patienten mit einem unveränderten oder verschlechterten psychischen Status 6—10 Monate nach der 1. Operation*

	normal	pathologisch intern EEG Liquor			Hydrocephalus 1	2	3	psych. Op.-Reaktionsform 0	1	2	3
Postencephal. 7 Pat.	3	3	2	1 a	3	2	2	3	2	2	—
Parkinson anderer Genese 15 Pat.	6	7	5	5 b	1	7	7	6	4	5	—
Σ 22	9	10	7	6	4	9	9	9	6	7	—

a = 2 Pat. in 2 Spalten pathologisch.
b = 2 Pat. in allen 3 Spalten, 4 Pat. in 2 Spalten pathologisch.

unauffälligen neurologisch-internistischen Befund war in den beiden ätiologischen Gruppen praktisch gleich (42,8% zu 40%). Beim Park.a.G. ergab sich aber eine gewisse Häufung der pathologischen Befunde bei einzelnen Patienten; verschiedene Kranke hatten in mehrfacher Hinsicht abnorme Befunde. So scheint der Hydrocephalus bei den Patienten mit Park.a.G. etwas ausgeprägter zu sein. Die schweren Formen der unmittelbaren postoperativen psychischen Reaktion zeigten in bezug auf die beiden ätiologischen Gruppen aber keine unterschiedliche Verteilung.

Soweit die geringe Anzahl der Fälle einen Schluß zuläßt, ist die Prognose beim arteriosklerotisch bedingten Parkinsonismus also bedeutend schlechter als bei den anderen Formen. Eine Häufung pathologischer Befunde bei der neurologischen und internistischen Untersuchung erfordert ebenfalls Einschränkungen in der Indikationsstellung. Sehen wir von der Notwendigkeit einer besonders strengen Auswahl der Patienten mit deutlichen präoperativen psychischen Veränderungen ab (Syndrome IV und V), so ergeben sich darüber hinaus Einschränkungen der Indikation bei den Patienten der Syndromgruppe III. Hier ist die Besserungsrate — in beiden ätiologischen Gruppen — relativ gering. Wahrscheinlich sind bei diesen Kranken organische Faktoren im Spiele, die zu erfassen unser Material zu klein ist.

Wir werden später noch auf einen anderen Faktor einzugehen haben, der in einem bisher unbekannten Ausmaß die Indikation einer stereotaktischen Operation beeinflußt, es ist der Grad der Intelligenz. Parkinsonkranke mit einer überdurchschnittlichen allgemeinen Intelligenz können durch Begleiterkrankungen bedingte psychische Veränderungen wesentlich leichter kompensieren (E. W. FÜNFGELD, 1965). Diese in der differenzierteren psychischen Struktur liegenden Möglichkeiten lassen die Kranken präoperativ weniger alteriert erscheinen. Der bis dahin latente organische Prozeß tritt nach der Belastung durch den operativen Eingriff verstärkt zutage und bewirkt ein mehr oder minder bleibendes organisches Psychosyndrom. Deshalb muß man bei diesen Patienten besonders eingehend nach Begleiterkrankungen forschen.

4. Veränderung der Zusammensetzung der psychopathologischen Syndromgruppen in bezug auf neurologische Symptomatik, persönliche Verrichtungen und Arbeitsfähigkeit — Hilfsbedürftigkeit

Wir haben bisher den Einfluß der Operation auf die Körperstörung und auf das psychische Bild in je einem Abschnitt gesondert besprochen. Es ist nun zu untersuchen, ob die Schwere der neurologischen Symptomatik, der Grad der Behinderung bei den persönlichen Verrichtungen und bei der Arbeitsfähigkeit oder die Hilfsbedürftigkeit postoperativ einen Einfluß auf die Ausprägung des psychischen Bildes haben.

Kategorie der neurol. Schweregrade und Anzahl der Patienten (% je Kategorie)		davon in Syndromgruppe			
		0	I/II	III	IV/V
mäßig	= 89	71 (79,8)	2 (2,2)	8 (9,0)	8 (9,0)
stark	= 37	29 (78,4)	3 (8,1)	1 (2,7)	4 (10,8)
sehr stark	= 3	—	1	2	—
Patienten Σ	129	100	6	11	12

Kategorien und Anzahl der Patienten		davon in Syndromgruppe			
		0	I/II	III	IV/V
voll arbeitsfähig	= 37	36 (97,3)	1 (2,7)	—	—
partiell arbeitsfähig	= 50	43 (86,0)	3 (6,0)	3 (6,0)	1 (2,0)
arbeitsunfähig	= 39	21 (54,0)	2 (5,0)	7 (18,0)	9 (23,0)
hilfsbedürftig	= 3	—	—	1	2
Patienten Σ	129	100	6	11	12

Die Patienten wurden nach dem Schweregrad der objektiv ermittelten Störung in 3 Kategorien eingeteilt und mit den psychopathologischen Syndromgruppen in Beziehung gesetzt. Wir geben aber nur die Übersicht der neurologischen Schweregrade, da die prozentuale Verteilung bei den persönlichen Verrichtungen mit diesen fast identisch war. Nur in bezug auf Arbeitsfähigkeit bzw. Hilfsbedürftigkeit ergaben sich einige Unterschiede (Prozentanteile in Klammern) (s. S. 72).

Zuerst werden die Befunde bei den nunmehr psychisch unauffälligen Patienten diskutiert, dann die Ergebnisse bei den noch veränderten Kranken behandelt. Die Faktoren, die diesen psychischen Auffälligkeiten zugrunde liegen dürften, werden anschließend erörtert.

a) Patienten ohne faßbare psychische Veränderungen

In der Kategorie der mäßig ausgeprägten neurologischen Störung waren 79,7%/0 der Patienten psychisch unauffällig. Dies ist durchaus verständlich, denn bei diesen Kranken wurde durch die Operation eine weitgehende neurologische Besserung erzielt. Hier finden wir also eine *klare Korrelation zwischen der Minderung der Bewegungsstörung und der Besserung des psychischen Befundes.*

Worin liegen die Gründe, daß 29 Pat. zwar neurologisch noch stark behindert waren, psychisch aber keine wesentlichen Auffälligkeiten mehr zeigten? 18 von diesen 29 Kranken waren präoperativ nur relativ gering psychisch verändert (Syndrom I bzw. II). Bei diesen ergab die Operation eine Minderung der neurologischen Störung, so daß — trotz der noch bestehenden Bewegungsbehinderung — eine Besserung des Psychischen begreiflich ist.

Bei den restlichen 11, nunmehr psychisch unauffälligen Kranken ist die Veränderung des psychischen Bildes jedoch viel stärker zu bewerten, denn 6 von ihnen boten präoperativ das Syndrom III, 4 das Syndrom IV und ein Patient das Syndrom V. Im Vergleich zum Ausgangsbefund waren aber auch diese Patienten neurologisch, in den persönlichen Verrichtungen und hinsichtlich der Arbeitsfähigkeit deutlich gebessert. Man muß also annehmen, daß diese 11 Kranken sich auf die verbleibende — immer noch starke — neurologische Störung nun leichter einstellen und mit ihrer Behinderung besser fertig werden konnten. Die Wandlung des psychischen Bildes ist bei diesen Kranken also nur so zu verstehen, daß *auch durch eine weniger starke neurologische Besserung noch psychische Kräfte freigemacht werden können,* die bis zum Zeitpunkt der Operation durch die Krankheit absorbiert waren. Eine sicherlich nicht unwesentliche Rolle spielte dabei die Hoffnung auf eine weitere Besserung durch einen zweiten operativen Eingriff.

Unter den *Arbeitsfähigen* fand sich der höchste Prozentsatz der psychisch Unauffälligen — wie nicht anders zu erwarten war — bei den Patienten, die voll einer Berufstätigkeit nachgehen konnten. Von jetzt teilweise Arbeitsfähigen waren viele vor der Operation hilfsbedürftig oder aber völlig arbeitsunfähig gewesen; sie konnten nun in einem begrenzten Rahmen wieder etwas leisten, und dies drückt sich zweifellos auch im Psychischen aus. Es ist also verständlich, daß diese Kranken psychisch nun weitgehend unauffällig waren.

In der Kategorie der *Arbeitsunfähigen* war der Prozentsatz der psychisch Unauffälligen wesentlich geringer als in den beiden vorgenannten Kategorien. Von diesen 21 Kranken waren 16 vor der Operation hilfsbedürftig gewesen, 3 Kranke waren arbeitsunfähig geblieben; diese 19 Pat. zeigten aber alle sowohl neurologisch als auch in den persönlichen Verrichtungen eine geringere Behinderung. Die Besserung erklärt auch bei ihnen den — trotz Arbeitsunfähigkeit — günstigen Einfluß auf das Psychische. Lediglich bei 2 Pat. war der jetzt weitgehend unauffällige psychische Befund nicht ohne weiteres zu deuten. Beide Kranken hatten sich hinsichtlich ihrer Arbeitsfähigkeit verschlechtert, sie waren aber bezüglich ihrer neurologischen Störung bzw. der Behinderung bei den persönlichen Verrichtungen etwas gebessert. Der Verdacht, daß in beiden Fällen eine hirnorganisch bedingte zusätzliche Störung vorhanden sein mußte, ließ sich bei einem dieser Kranken an Hand eines erstaunlichen medikamentösen Therapieerfolges sichern. Die hierauf beobachtete Antriebssteigerung zeigte — der Patient war nun wieder teilweise arbeitsfähig —, daß er zunächst doch nicht „unauffällig" gewesen war, da sich das Kriterium „unauffällig" anfänglich nicht auf das individuell zutreffende Ausgangsniveau gegründet hatte.

Betrachten wir nun die Gruppe von Patienten, bei denen 6—10 Monate nach der Operation noch psychische Auffälligkeiten festgestellt werden konnten.

b) Patienten mit psychischen Alterationen

Aus der vorangestellten Übersicht über die Verteilung der neurologischen Schweregrade ist zu erkennen, daß 3 Pat. nach der 1. Operation noch sehr stark bewegungsgestört waren. Bei ihnen läßt sich eine *reaktive Genese der psychischen Veränderung annehmen, denn die neurologische Besserung durch die 2. Operation bewirkte auch bei ihnen eine Normalisierung des psychischen Bildes.* Von den 8 Kranken, die noch erhebliche neurologische Symptome und gleichzeitig eine psychische Veränderung zeigten, ist folgendes zu sagen:

Bei den 4 Pat., die in dieser Kategorie in die Syndromgruppen I/II bzw. III eingereiht werden mußten, waren die *psychischen Veränderungen reaktiv, durch eine besondere Persönlichkeitsstruktur akzentuiert.* Bei 2 von diesen Kranken bestand außerdem noch ein Bluthochdruck, der sich auf die cerebrale Durchblutung ungünstig auswirkte. 4 weitere Kranke, die den Syndromgruppen IV/V zugeteilt werden mußten, zeigten diese erheblichen *psychischen Alterationen auf Grund von cerebral-organischen Ausfällen infolge von Begleiterkrankungen,* die keine Beziehung zur Genese des Parkinsonismus aufwiesen. In der Kategorie mit einer mäßig ausgeprägten neurologischen Störung waren schließlich noch 10 Pat. psychisch verändert. Auch hier fanden sich organische, vom Parkinsonismus unabhängige Faktoren. Was vorstehend für die 3 Kategorien der neurologischen Störung im Vergleich mit den psychischen Veränderungen gesagt wurde, gilt auch für die Behinderung bei den persönlichen Verrichtungen.

Es ist aber noch folgendes bemerkenswert: Von den 3 Pat. mit einer sehr starken neurologischen Störung befand sich nur eine Patientin bei den persönlichen Verrichtungen ebenfalls in der Kategorie mit der stärksten Behinderung. Es handelte sich um unser Fallbeispiel 8 (jetzt in Syndromgruppe III). Hier waren zweifellos auch persönlichkeitsbedingte Faktoren an dieser sehr starken Einschränkung der Bewegungsfähigkeit beteiligt. Die beiden anderen Kranken mit einer sehr starken neurologischen Störung konnten bei den persönlichen Verrichtungen in die Kategorien mit mäßiger bzw. starker Behinderung eingereiht werden; sie waren offenbar sthenischer in der Überwindung ihrer Schwierigkeiten. In die Kategorie mit einer sehr starken Behinderung bei den persönlichen Verrichtungen mußte aber noch eine weitere Patientin eingereiht werden, obwohl sie neurologisch weniger stark betroffen war (2. Kategorie). Es war die Patientin, die wir als Fallbeispiel 5 näher geschildert haben.

Hier haben wir das Bild einer hirnorganisch bedingten Akinese, die sich dann aber medikamentös gut beeinflussen ließ. Psychopathologisch hatte sich diese Kranke verschlechtert und befand sich nun in der Syndromgruppe IV.

Überblicken wir die wenigen Fälle, in denen *Diskrepanzen* zwischen dem Grad der neurologischen Störung und dem der Behinderung bei den persönlichen Verrichtungen bestehen, so finden wir dafür *sowohl persönlichkeitsbedingte als auch hirnorganische Gründe.*

Wie liegen die Verhältnisse nun bei den psychisch Veränderten hinsichtlich der Kategorien *Arbeitsfähigkeit-Hilfsbedürftigkeit?* Die Tabelle in der Einleitung zu diesem Abschnitt zeigt, daß die psychisch noch veränderten Kranken mit zunehmender Alteration in ihrer Arbeitsfähigkeit beeinträchtigt waren. Es ergibt sich also eine *Parallele zwischen dem Grad der psychischen Veränderung und der Einschränkung der Arbeitsfähigkeit.* Bei 2 Pat. jedoch liegt hinsichtlich der psychopathologischen Einordnung und der Kategorien der Arbeitsfähigkeit bzw. der Hilfsbedürftigkeit scheinbar ein Widerspruch vor, so daß nähere Erläuterungen notwendig sind. Es handelt sich um eine Kranke, die als hilfsbedürftig eingestuft werden mußte, psychopathologisch aber zu Syndromgruppe III gehörte, und um einen partiell arbeitsfähigen Patienten in Syndromgruppe IV.

Zu diesen beiden Fällen ist folgendes zu sagen: Die in Syndromgruppe III verbliebene Patientin war hilfsbedürftig, ohne aber neurologisch oder in den persönlichen Verrichtungen besonders stark behindert zu sein. Ihre Hilfsbedürftigkeit war nicht durch das Parkinsonleiden bedingt, sondern durch eine interne Erkrankung (Rezidiv einer Pankreatitis); dadurch war sie körperlich recht schwach und hinfällig und im wesentlichen auf fremde Hilfe angewiesen. (Diese Kranke mußte bei einer späteren Nachuntersuchung jedoch dem Syndrom V zugeordnet werden. Während die objektiv nachweisbare Bewegungsstörung relativ gering blieb, hatte die schwere interne Erkrankung — wahrscheinlich zusammen mit hirnorganischen Veränderungen — die psychischen Funktionen erheblich beeinträchtigt.)

Der in Syndromgruppe IV eingereihte Kranke war sowohl vor als auch nach der Operation noch in der Lage, etwas Hausarbeit zu verrichten. Zwar konnte die Bewegungsstörung durch die Operation sehr gebessert werden, es gelang dem Mann aber nicht, nach einer Berufsunfähigkeit von über 15 Jahren wieder voll in seinem Beruf tätig zu werden. Seine Frau ging inzwischen selbst einer Arbeit nach und wollte sich nun von ihm trennen. Der Patient war darüber völlig verstört, wußte keinen Rat mehr und ließ sich gehen. Der psychische Befund war also durch sehr starke reaktive Einflüsse verschlechtert. Ob eine unzureichende Nachbehandlung hier zusätzlich noch eine Rolle spielte, ließ sich nicht sicher entscheiden (es bestand eine rigorarme Starre mäßigen Grades).

Wir sehen also, daß in diesen beiden Fällen ein Zusammenwirken mehrerer Faktoren zu den beschriebenen Veränderungen geführt hatte. Um Wiederholungen zu vermeiden, wird auf die übrigen Patienten, die psychopathologisch verändert und in ihrer Arbeitsfähigkeit mehr oder minder beeinträchtigt waren, nicht im einzelnen eingegangen. Die Ursachen, die dazu geführt haben, decken sich weitgehend mit denen, die bereits bei der Erörterung der neurologischen Störung bzw. der Behinderung bei den persönlichen Verrichtungen erwähnt wurden.

In diesem Zusammenhang muß noch auf *die unterschiedliche Genese des Parkinsonismus* hingewiesen werden: Wie früher schon erwähnt, waren die Operationsergebnisse beim Park.a.G. nicht so günstig wie beim p.e.Park. Deshalb verwundert es auch nicht, daß die *hohe Zahl der neurologisch mäßig behinderten Patienten mit Syndrom III fast ausschließlich zu Lasten der Patienten mit Park.a.G. geht;* das gleiche gilt auch für die Patienten mit Syndrom V.

In dieser Richtung liegt auch die Verteilung bei der Arbeitsunfähigkeit: von den *psychisch Veränderten der Syndromgruppen III und V waren die meisten arbeitsunfähig;* sie waren zum überwiegenden Teil an Park.a.G. erkrankt.

Welche *Ergebnisse* lassen sich zusammenfassen?

Die psychisch unauffälligen Kranken bilden in den Kategorien der neurologischen Schweregrade „mäßig" bzw. „stark ausgeprägt" den gleichen prozentualen Anteil.

Die Besserung des psychischen Bildes bei den nur noch mäßig Behinderten war psychologisch verständlich, aber offenbar waren auch bei den Patienten mit starker neurologischer Störung somatische und psychische Kräfte frei geworden. Bei zwei Dritteln der Kranken mit deutlicher neurologischer Symptomatik war die Besserung des psychopathologischen Bildes nicht so hoch zu bewerten, da sie präoperativ psychisch nur mäßig alteriert gewesen waren (Syndrom I/II). Anders beim letzten Drittel: Diese Patienten waren präoperativ stärker verändert und wurden — trotz einer noch verbliebenen deutlichen somatischen Störung — psychisch nun ebenfalls unauffällig. Hier müssen besondere persönlichkeitsabhängige Faktoren wirksam sein; wahrscheinlich kommt auch die Hoffnung auf eine weitere Besserung durch eine neuerliche Operation hinzu.

Bei den Patienten, die nach der ersten Operation noch psychische Abweichungen zeigten, war diese Veränderung in der Mehrzahl der Fälle auf Begleiterkrankungen zurückzuführen, besonders in Syndrom V, wo auch der Park.a.G. überwog. Bei einigen dieser Kranken spielten daneben auch persönlichkeitsabhängige Einflüsse eine Rolle. Überwiegend reaktiv bedingt war die psychische Alteration bei den drei Patienten, die noch eine sehr starke neurologische Störung hatten. Bei den persönlichen Verrichtungen zeigten sich — im Gegensatz zu der Verteilung bei der neurologischen Störung — nur sehr geringe Unterschiede. Was die Arbeitsfähigkeit betrifft, so waren — von einer Ausnahme abgesehen — alle voll arbeitsfähigen Patienten psychisch unauffällig. Soweit noch psychopathologische Auffälligkeiten bestanden, wurde mit zunehmender psychischer Alteration die Anzahl der Arbeitsfähigen geringer.

Im allgemeinen fand sich also eine gewisse *Parallele zwischen der Besserung der körperlichen und der psychischen Symptome.* Eine Diskrepanz der Veränderungen konnte auf endogene Faktoren, aber auch auf sehr starke exogene psychische Belastungen zurückgeführt werden. Meist aber lag die Ursache in hirnorganisch bedingten Veränderungen, die allein oder zusammen mit besonderen persönlichkeitsbedingten Merkmalen keine durchgreifende Besserung oder sogar eine Verschlechterung des psychischen Befundes bewirkten. Dieses Bild fand sich beim Park.a.G. häufiger als beim p.e.Park.

VIII. Über den Einfluß des Intelligenzniveaus auf die Zusammensetzung der psychopathologischen Syndromgruppen

Bei 65 von den 129 Pat. waren präoperativ experimental-psychologische Testverfahren angewandt worden. Aus dieser Testreihe greifen wir den Hamburg-Wechsler-Test (HAWIE) zur Prüfung der allgemeinen Intelligenz heraus. Dieses Verfahren, das bekanntlich aus einer Reihe von Untertests besteht und sich in einen Verbal- und einen Handlungsteil gliedert, ist hinsichtlich der Gültigkeit seiner Resultate (Validität), hinsichtlich der Zuverlässigkeit, d. h. der Stabilität der Ergebnisse (Reliabilität) und bezüglich seiner Standardisierung so weitgehend ausgearbeitet, daß es sich nicht nur bei Gesunden, sondern auch bei psychisch Kranken bewährt hat (R. MEILI).

Nach dem Aufbau dieses Tests ist es erlaubt, einen Verbal-Intelligenzquotienten und einen Handlungs-IQ jeweils für sich zu berechnen; der „IQ" entsteht hier aus der individuellen Testleistung und den genannten, auf das Lebensalter bezogenen Leistungspunkten. Da die Bewertung des Handlungsteiles wegen der Bewegungsstörung unserer Patienten zu einem verfälschten Gesamtergebnis geführt hätte, ist für die Berechnung des IQ jeweils nur der Verbalteil herangezogen worden. Zusätzlich wurden noch ein sprachfreier Intelligenztest angewandt (progressiver Matrizentest nach J. C. RAVEN), um ein — durch die Beschränkung auf den Verbalteil — einseitiges Bild zu vermeiden. Die Ergebnisse dieser beiden Verfahren korrelieren gut. Man kann also davon ausgehen, daß die mit dem Verbalteil des HAWIE ermittelten IQ-Werte zutreffend sind.

Tabelle 5 a. *Psychopathologische Syndrome bei 65 Pat.*

Syndrome	0	I	II	III	IV	V
vor OP	—	12	26	12	8	7
6—10 Monate nach OP	47	2	3	6	2	5 *

* 2 Pat. unverändert.
  3 Pat. verschlechtert.

Tabelle 5 b. *Präoperativer Intelligenzquotient (HAWIE, verbal)*

	69—90	91—109	110—124
IQ-AM	82,4	101,1	114,1
Anzahl Pat.	16	30	19

Die Verteilung der 65 Pat. auf die verschiedenen psychopathologischen Syndrome (Tab. 5 a) differiert beim Vergleich mit der Gesamtzahl der Patienten in den einzelnen Syndromgruppen nur geringfügig (s. Tab. in Abschnitt VII, S. 61). Präoperativ war das Syndrom II etwas stärker, das Syndrom III etwas schwächer besetzt als im gesamten Krankengut; postoperativ waren die unauffälligen Patienten etwas weniger zahlreich. Auf Grund dieser weitgehenden Übereinstimmung der zahlenmäßigen Verteilung kann die Untergruppe von 65 Pat. wahrscheinlich als repräsentativ für die 129 Kranken angesehen werden. Die Aufteilung der Patienten nach dem präoperativen IQ in *Minderbegabte* (IQ zwischen 69—90), *durchschnittlich Begabte* (IQ zwischen 91—109) und *gut Begabte* (IQ zwischen 110—124) ist aus Tabelle 5 b zu ersehen. Die Verteilung auf die 3 Begabungsgruppen entspricht etwa der in der Normalbevölkerung.

Werden die Fälle den 3 Begabungsgruppen zugeordnet und nach den präoperativ ermittelten psychopathologischen Syndromen aufgeschlüsselt, so ergibt sich eine recht bemerkenswerte Verteilung.

Von den 16 *Minderbegabten* befanden sich präoperativ 6 Patienten (37%) in Syndromgruppe IV/V; das Syndrom V war hier absolut und relativ am häufigsten. Bei

den *Mittelbegabten* (30 Pat.) waren 8 Pat. (26%) in den Syndromgruppen IV und V;
hier überwog absolut und relativ das Syndrom IV. Die Anteile der Syndromgruppe III
waren bei den Minder- und Mittelbegabten prozentual fast gleich (25 bzw. 26%).
Absolut kam das Syndrom III bei den Mittelbegabten öfter vor als in den beiden
anderen Intelligenzgruppen. Unter den *gut Begabten* (19 Pat.) war das Syndrom V
überhaupt nicht vertreten, es mußten nur ein Patient der Syndromgruppe IV und
zwei Pat. der Syndromgruppe III (10,5%) zugeordnet werden. Demgegenüber war
aber das Syndrom II bei den gut Begabten relativ mehr als bei den Mittelbegabten
(61,3% bzw. 40,0%) und erst recht häufiger vertreten als bei den Mittelbegabten.
Ähnlich verhielt es sich auch mit dem Syndrom I.

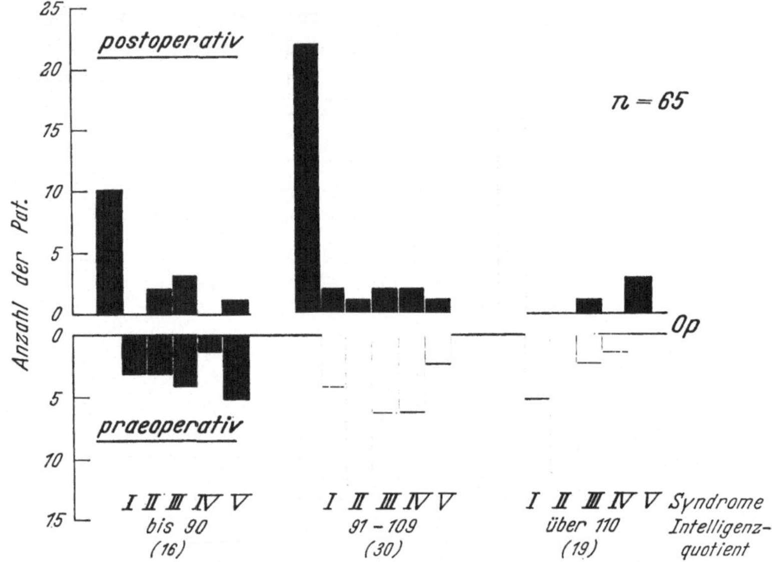

Abb. 6. Psychopathologische Syndrome vor und 6—10 Monate nach der stereotaktischen Operation in Relation zum präoperativen IQ (HAWIE, verbal)

Mit steigendem Intelligenzgrad wird also die Ausprägung der präoperativ festgestellten psychopathologischen Veränderungen geringer. Die psychischen Störungen
sind bei den Minder- und Mittelbegabten offensichtlich stärker als bei den gut Begabten. Erhebliche psychische Auffälligkeiten (Syndrome IV und V) waren fast ausschließlich bei den Minder- und Mittelbegabten zu finden. Die inneren Persönlichkeits-
bereiche (K. SCHNEIDER) sind also bei diesen Kranken wesentlich häufiger alteriert.
Anders ist es dagegen bei den gut Begabten; diese Patienten konnten überwiegend in
die Syndromgruppen I und II eingereiht werden. Statistisch läßt sich zwar ein Zusammenhang zwischen den 3 Begabungsgruppen und dem Ausmaß der psychischen
Veränderungen bei unseren Patienten nicht sichern, aber es zeigt sich doch eine Tendenz in dieser Richtung. Das Fehlen der Signifikanz liegt ohne Zweifel in der geringen Fallzahl begründet.

Es ist zumindest als wahrscheinlich anzunehmen, daß die bei den Patienten *präoperativ festgestellten psychopathologischen Syndrome in einer Relation stehen zum
Grad der Intelligenz*, d. h. zu den Fähigkeiten und der Anpassung an theoretische

und praktische Aufgaben, wie W. STERN (zit. nach R. MEILI) definierte. Man kann demnach sagen, daß die gut Begabten mit ihren größeren Fähigkeiten und ihrer besseren Anpassung dem Erleben der Krankheit mehr psychische Kraft, d. h. mehr Persönlichkeit, entgegenzusetzen hatten. Die Auswirkungen der Parkinsonkrankheit auf Interesse, Willensbildung, Auffassung, Konzentration und Gedächtnis schienen somit *auch vom präoperativen Intelligenzniveau abhängig,* das offenbar die psychischen Kompensationsmechanismen beeinflußte.

Wie waren nun die psychopathologischen Syndrome in den drei Intelligenzgruppen *nach* der Operation verteilt? Die Besserung der psychopathologischen Veränderungen war bei den Minderbegabten mit Syndrom V am auffälligsten, bei den Mittelbegabten erstreckte sie sich besonders auf die Syndromgruppen II bis IV. Dagegen fand sich bei den gut Begabten neben einer Besserung (vor allem in den Syndromgruppen I und II) auch eine Verschlechterung, denn nun trat hier erstmalig das Syndrom V auf (3 Pat.). Es zeigt sich, daß die Anzahl der Patienten mit einer besonders schweren psychischen Alteration — Syndromgruppe IV und V — bei den Minder- und Mittelbegabten postoperativ abnahm, während sie bei den gut Begabten zunahm. Eine postoperative Verschlechterung des psychischen Bildes war, wie wir an anderer Stelle bereits festgestellt und begründet haben, ganz allgemein auf cerebrale Begleiterkrankungen zurückzuführen. (Man muß also annehmen, daß bei den gut Begabten, die nach der Operation eine stärkere psychische Alteration zeigten, solche cerebralen Begleiterkrankungen eine Rolle spielten.)

Von besonderem Interesse ist die Frage, wie die auffällige Besserung des psychischen Befundes bei den bereits in ihrer Persönlichkeit veränderten minder- und mittelbegabten Patienten erklärt werden kann. Sowohl die prä- als auch die postoperativen neurologisch-klinischen Daten lagen in den drei Patientengruppen auf dem gleichen Niveau. Bei den persönlichen Verrichtungen jedoch war es präoperativ anders: Hier waren vor allem die psychisch stärker beeinträchtigten Minderbegabten signifikant schwerer betroffen als die gut Begabten. Dies ist auf die stärkere psychische Alteration zurückzuführen (s. Kap. III, Abschnitt 5 c). Postoperativ war die durchschnittliche Behinderung in diesen beiden Extremgruppen gleich, insgesamt aber deutlich geringer als vor der Operation. Diese Angleichung muß man einerseits auf die geringere neurologische Störung, andererseits aber — bei den Minderbegabten — auf die (im Vergleich zum Präoperativen) günstigere psychische Ausgangslage zurückführen. Die präoperativ stark ausgeprägten psychischen Veränderungen bei den Minder- und Mittelbegabten können also nicht einer stärkeren Ausprägung der Parkinsonkrankheit, die günstige Beeinflussung auch nicht einer größeren Besserung der neurologischen Störung zugeschrieben werden. Man muß die Gründe in den psychologischen Gegebenheiten dieser Patientengruppen selbst suchen. Die bei der Interpretation der differenten präoperativen psychischen Befunde angestellten Überlegungen können hier ebenfalls herangezogen werden: Wenn die Minder- und Mittelbegabten auf Grund ihrer Persönlichkeitsstruktur *geringere* psychische Kompensationsmöglichkeiten hatten, so mußte dies postoperativ in dem gleichen Maße zutreffen; im klinischen Bild war aber inzwischen eine wesentliche Änderung eingetreten, so daß diese geringeren Fähigkeiten unter den günstigeren Bedingungen nun einen besseren Wirkungsgrad erzielten. Diese Überlegungen korrelieren gut mit den klinischen Beobachtungen, nach denen sich die Persönlichkeit in einem präoperativ kaum zu vermutenden Maße entfaltete. Es waren also *psychische Kräfte freigeworden* (E. W. FÜNFGELD, 1965).

Die Richtigkeit dieser Gedanken läßt sich noch durch einen weiteren postoperativen Befund stützen: Von den Minder- und Mittelbegabten zeigten postoperativ noch einige Patienten die Syndrome I bis IV, hier waren offenbar immer noch psychisch-konstitutionelle Einflüsse mit im Spiele. Bei den gut Begabten dagegen bestand psychopathologisch eine Tendenz zu den beiden Extremgruppen, einerseits zu Syndrom 0 (unauffällig), andererseits zu Syndrom V — als Ausdruck einer psychoorganischen Veränderung durch Begleiterkrankungen, die eine Restitution des Hirnstoffwechsels verhinderten. Diese Krankheiten bestanden sicherlich schon präoperativ, ihre psychopathologische Manifestation war jedoch überdeckt durch die gute psychische Kompensationsfähigkeit. Die gut Begabten erreichten aber den höchsten Prozentsatz der postoperativ Unauffälligen, also erheblich Gebesserten (79,0%), während er bei den Mittelbegabten 73,3% und bei den Minderbegabten nur 62,5% ausmachte. Daraus ergibt sich, daß bei den gut Begabten zwar einerseits die Besserungsrate am höchsten, daß aber andererseits die Gefahr einer Verschlechterung größer ist als bei den Minder- und Mittelbegabten. Wegen der möglichen psychischen Nebenerscheinungen bei einer stereotaktischen Operation sollte man also *bei den gut Begabten besonders intensiv nach Begleiterkrankungen suchen.*

IX. Einfluß der zweiten stereotaktischen Operation

Die Mehrzahl der doppelseitig erkrankten Parkinsonpatienten drängte auf die Durchführung einer zweiten Operation, wenn der erste Eingriff erfolgreich und ohne wesentliche Komplikationen verlaufen war. Im Falle eines weniger guten Operationserfolges waren es manchmal aber auch die guten Ergebnisse bei Mitpatienten, welche die Kranken auf eine weitergehende Besserung durch eine neuerliche Operation hoffen ließen. Die Indikation wurde, wie schon erwähnt, recht eng gestellt; immerhin gelangten von 129 Pat. 67 zur zweiten Operation. *Die auf die Operation folgende psychische Reaktion war beim zweiten Eingriff im allgemeinen stärker ausgeprägt.* Dies rührt wahrscheinlich von Begleiterkrankungen her, die nun — infolge der bereits vorangegangenen Belastung — mehr hervortraten. Die beiden ausgeprägten Reaktionsformen waren prozentual erheblich häufiger als nach der ersten Operation (siehe Diagramm 1 S. 55).

Von den 67 zum zweiten Mal operierten Patienten konnte etwas mehr als die Hälfte (insgesamt 37, davon 15 mit p.e.Park. und 22 mit Park.a.G.) nach 4 bis 18 Monaten nachuntersucht werden. Diese recht kleine Anzahl erlaubt keine verallgemeinernden Schlußfolgerungen. Die Langzeitergebnisse vermitteln aber einen gewissen Eindruck der zu erwartenden neurologischen und psychopathologischen Folgen, so daß — gerade im Hinblick auf den so häufig geäußerten Wunsch nach einer zweiten Operation — diese Erfahrungen doch von Bedeutung sind. Als Ausgangswert betrachten wir den neurologischen und psychischen Befund vor der zweiten Operation.

1. Beeinflussung der Bewegungsstörung

Die *neurologische Symptomatik* zeigte sich nach der Operation erheblich gebessert (7. Diagramm). Die präoperativ etwas unterschiedliche Ausprägung der Symptome in den beiden ätiologischen Gruppen ist postoperativ noch geringer geworden.

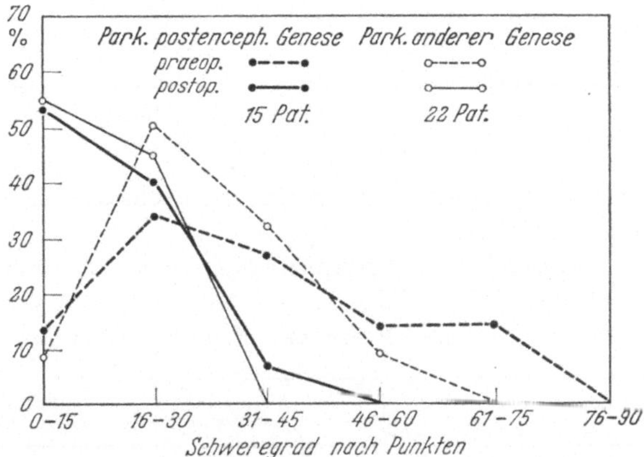

Abb. 7. Ausprägung der neurologischen Symptomatik vor und nach der 2. Operation (nach 4—18 Monaten)

In drei Kategorien zusammengefaßt stellt sich die zahlenmäßige Verteilung der Schweregrade folgendermaßen dar (Prozentanteile in Klammern):

Neurol. Störung	mäßig	stark	sehr stark
Vor der 2. Operation	20 (54,1)	15 (40,5)	2 (5,4)
Nachuntersuchung	36 (97,3)	1 (2,7)	—

Dagegen war der Einfluß auf die *Behinderung bei den persönlichen Verrichtungen* wesentlich geringer als bei der ersten Operation. Im 8. Diagramm zeigt sich zwar eine Tendenz zu einem weiteren Rückgang der Behinderung — bei den Patienten mit p.e.Park. —, aber beim Park.a.G. auch eine Verschlechterung.

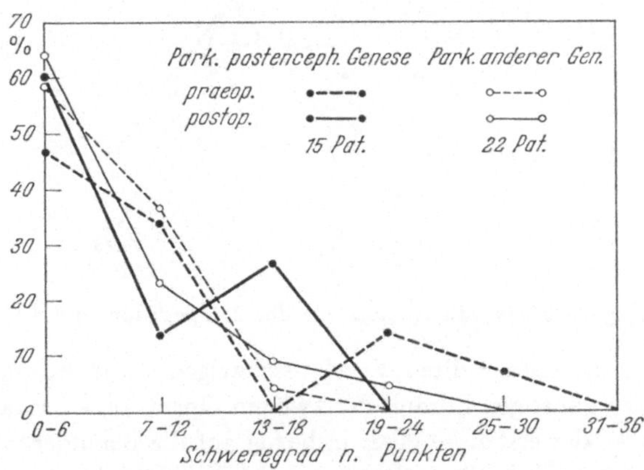

Abb. 8. Ausmaß der Behinderung bei den persönlichen Verrichtungen vor und nach der 2. Operation (nach 4—18 Monaten)

In 3 Kategorien zusammengefaßt finden sich folgende prä- und postoperativen Ergebnisse (Prozentanteile in Klammern):

Behinderung der persönl. Verrichtungen	mäßig	stark	sehr stark
Vor der 2. Operation	33 (89,2)	3 (8,1)	1 (2,7)
Nachuntersuchung	30 (81,1)	7 (18,9)	—

Insgesamt zeigte sich also eine Verschlechterung, obwohl die neurologischen Symptome geringer geworden waren.

Auf die *Arbeitsfähigkeit* bzw. *Hilfsbedürftigkeit* war der Einfluß der zweiten Operation noch ungünstiger. Wir fanden hier im Vergleich zum präoperativen Zustand ebenfalls eine Verschlechterung (Prozentanteile in Klammern):

	arbeitsfähig voll bzw. partiell	arbeitsunfähig bzw. hilfsbedürftig
Vor der 2. Operation	24 (64,8)	13 (35,2)
Nachuntersuchung	19 (51,3)	18 (48,7)

Aufgegliedert auf die beiden ätiologischen Gruppen (9. Diagramm) war bei den Patienten mit p.e.Park. die Anzahl der Kranken mit partieller Arbeitsfähigkeit geringer geworden, und zwei Patienten waren erneut hilfsbedürftig. Bei den Patienten mit Park.a.G. waren wieder 3 Patienten hilfsbedürftig, und die Zahl der voll Arbeitsfähigen hatte sich verringert. Soweit bei der geringen Zahl der Kranken ein Vergleich überhaupt möglich ist, war die Verschlechterung bei den Patienten mit Park.a.G. etwas stärker als in der Vergleichsgruppe.

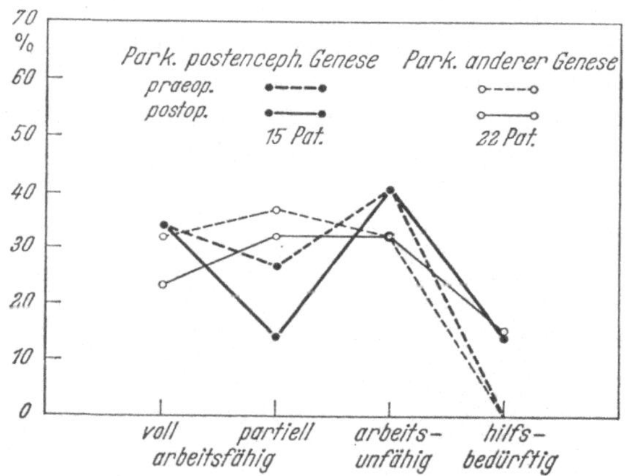

Abb. 9. Arbeitsfähigkeit/Hilfsbedürftigkeit vor der 2. Operation und 4—18 Monate danach

Diese summarisch dargestellten Ergebnisse zeigen zwar bei der neurologischen Symptomatik einen günstigen Einfluß der zweiten Operation — sogar noch etwas ausgesprochener als bei der ersten —, aber in bezug auf die Behinderung bei den persönlichen Verrichtungen und die Beeinflussung der Arbeitsfähigkeit eine *Verschlechterung gegenüber dem Ausgangsniveau.*

Wenn nun — wie wir bei der Analyse der präoperativen Befunde betont haben — die Behinderung bei den persönlichen Verrichtungen und die Arbeitsfähigkeit bzw. Hilfsbedürftigkeit stark mit Funktionen des Antriebs verknüpft sind, so müßte dies auch im psychischen Befund zum Ausdruck kommen.

Ehe wir aber auf diese Korrelationen näher eingehen, soll die Veränderung der psychopathologischen Syndrome an Hand der kasuistischen Beispiele dargestellt werden.

2. Auswirkungen der zweiten Operation auf das psychische Bild

a) Weitere Besserung des psychischen Befundes

Fallbeispiel 8 (s. S. 66):

1. Operation Pallidotomie links, Januar 1959. Vor der Operation: Psychisches Syndrom III.

2. Operation Thalamotomie rechts, November 1960, postoperative psychische Reaktionsform 0. Derzeitiges psychisches Syndrom 0.

Im März 1961 wirkt die Patientin gelöst, zufrieden und affektiv gut moduliert; sie klagt aber über raschere Ermüdbarkeit.

Neurologisch zeigt sich nur rechtsseitig ein geringer Rigor und angedeuteter Tremor.

Der Ehemann berichtet von einer deutlichen psychischen Auflockerung: die Patientin mache den Haushalt und einen großen Teil des Gartens wieder allein, die Arbeitsleistung sei wesentlich größer, alles gehe ihr schneller von der Hand. Das Familienleben sei ganz anders, sie sei nicht mehr so empfindlich und gehe auch spontan aus dem Hause. Wegen der von der Patientin subjektiv geklagten rascheren Ermüdbarkeit wird eine intensive Behandlung begonnen. Über den Erfolg berichtet der Eheman schriftlich im *Juni 1961:* „Nach der 6. Spritze konnten wir eine leichte Besserung der gezielten und konzentrierten Bewegungen der linken Hand und des linken Fußes feststellen. Am Ende der Spritzenkur hat sich eine allgemeine Besserung der ganzen Bewegungskonstitution gezeigt, wobei sich nach meiner Meinung eine bessere Muskelbildung zeigte, jedenfalls auf eine gezielte Bewegung der Glieder einen großen Einfluß hatte. Die vor der Spritzenkur verzerrten Gesichtszüge sind nun auch wieder etwas besser unter Kontrolle. Desgleichen sind wir nun jetzt auch so weit, daß die vorherige ungleiche Schrittlänge der Beine sich fast wieder normalisiert hat."

Bei der neuerlichen Nachuntersuchung im November 1961 ist die gesamte Beweglichkeit noch freier und ungezwungener, die neurologische Symptomatik rechts noch geringer als vor 8 Monaten. Nach den Angaben der Patientin habe die Nachbehandlung den ganzen Organismus gestärkt und das Gehen weiter gebessert.

b) Unverändert unauffälliger psychischer Befund

Fallbeispiel 2 (s. S. 63):

1. Operation Thalamotomie rechts, August 59. Vor der zweiten Operation: Psychisches Syndrom 0.

2. Operation Pallidotomie links, April 60, postoperative psychische Reaktionsform 2.

Die zweite Operation wurde nicht so gut vertragen wie die erste (damals keinerlei Operationsreaktion). Bereits am Abend nach der zweiten Operation wurde eine erhebliche motorische Unruhe beobachtet, der Patient war auf Fragen nur zeitweilig fixierbar und bis zum 4. postoperativen Tag desorientiert. Die medikamentöse Therapie brachte dann rasch eine Besserung. Im Frühjahr 1961 berichtet der Hausarzt von „einer verblüffenden, raschen und völligen Heilung". Rigor und Tremor sind praktisch verschwunden; etwa dem Alter entsprechend ist der Patient etwas schwerfällig, er ist jedoch weiter auf seinem Anwesen tätig. Psychisch läßt sich keine wesentliche Änderung gegenüber dem Befund vor der zweiten Operation nachweisen.

Fallbeispiel 4 (s. S. 63):

1. Operation Thalamotomie links, September 1959. Vor der zweiten Operation: Psychisches Syndrom 0.

2. Operation Pallidotomie rechts (Iridiumeinlage), Oktober 1960, postoperative psychische Reaktionsform 0.

Da der Patient über 60 Jahre alt war und nach der ersten Operation eine leichte psychische Reaktion aufwies, wurde die Operation nicht in Form einer Elektrocoagulation durchgeführt, sondern die Ausschaltung durch Einlegen eines Iridiumdrahtes mit einer Aktivität von 85 µC (Halbwertzeit 74 Tage) vorgenommen. Keinerlei psychische Reaktion auf diesen Eingriff.

10 Monate später zeigen sich ein mäßiger Rigor und Tremor links. Psychisch ist der Patient regsam, interessiert, das Gedächtnis ist gut. Er gibt an, daß ihm die Hitze viel zu schaffen mache; er gehe deshalb nur in den Weinberg, wenn es kühler sei.

Fallbeispiel 6 (s. S. 63):

1. Operation Thalamotomie rechts, April 1959. Vor der zweiten Operation: Psychisches Syndrom 0.

2. Operation Pallidotomie links, Oktober 1959, postoperative psychische Reaktionsform 1.

Im Juni 1960 sieht die Patientin blühend aus, sie ist frisch und eher noch spontaner als vor der 2. Operation. Wegen eines mittelstarken Tremors der rechten Hand und des Armes soll — nach erneuter Heliumencephalographie — eine 3. Operation erfolgen. Patientin stellt sich zu allen vorbereitenden Maßnahmen viel entschiedener und positiver ein als vor der ersten Operation.

Fallbeispiel 9 (s. S. 64):

1. Operation Pallidotomie links, April 1960. Vor der zweiten Operation: Psychisches Syndrom 0.

2. Operation Thalamotomie rechts, Februar 1961, postoperative psychische Reaktionsform 1.

Nach 4 Monaten ist das psychische Bild unverändert gut. Der Patient gibt an, daß er morgens und nachmittags je 1¹/₂ Std spazieren gehe und außerdem noch regelmäßig im Garten seine Gymnastik mit Keulen und Gymnastikstab absolviere.

Lediglich beim Gehen sei er manchmal etwas unsicher. Deshalb wird eine intensive medikamentöse Nachbehandlung veranlaßt.

Anmerkung: Beim Fallbeispiel 7 war eine Nachuntersuchung in einem angemessenen Zeitraum nach der zweiten Operation nicht möglich. Nach den Beobachtungen kurz nach der zweiten Operation darf aber angenommen werden, daß die Normalisierung des psychischen Bildes nach der ersten Operation auch noch nach dem 2. Eingriff unverändert bestehen blieb.

c) Verschlechterung des psychischen Befundes

Fallbeispiel 3 (s. S. 63):

1. Operation Thalamotomie links, Mai 1960. Vor der zweiten Operation: Psychisches Syndrom 0.

2. Operation Pallidotomie rechts (Iridiumeinlage), Dezember 1960, postoperative psychische Reaktionsform 2, derzeitiges psychisches Syndrom III.

Da der Patient nach der ersten Operation eine deutliche psychische Reaktion gezeigt hatte (Reaktionsform 2), wurde zur Ausschaltung ein Stück Iridiumdraht mit Aktivität von 95 µC und einer Halbwertzeit von 74 Tagen eingelegt. Der Eingriff wurde in den ersten Tagen recht gut vertragen, später stellte sich wieder ein zeitweiliges Korsakow-Syndrom ein, das sich auf entsprechende Behandlung besserte.

Im April 1961 zeigt sich nur noch eine geringe neurologische Restsymptomatik. In psychischer Hinsicht imponierte eine mäßige Affektsteife, der spontane Antrieb erscheint gegenüber dem früheren Zustand vermindert. Der Patient ist noch gelegentlich in seinem umgeschulten Beruf tätig.

Fallbeispiel 5 (s. S. 66):

1. Operation Thalamotomie rechts, Oktober 1959. Vor der zweiten Operation:
Psychisches Syndrom IV.

2. Operation Pallidotomie links, April 1961, postoperative psychische Reaktionsform 3. Später wahrscheinlich Syndrom V (nach Facharztbericht).

Da nach der ersten Operation eine mittlere psychische Reaktion auftrat (Form 2),
wurde der zweite Eingriff nur auf ausdrückliches Verlangen der Patientin selbst und ihrer
Angehörigen durchgeführt. Vorher fand eine eingehende medikamentöse Vorbehandlung statt,
die eine Besserung des psychischen Leistungsniveaus, vor allem aber des Antriebes brachte.
Trotzdem kam es im Anschluß an die zweite Operation zu einem länger dauernden Korsakow-Syndrom; 4 Wochen nach dem Eingriff zeigte sich noch eine deutliche Merk- und Gedächtnisschwäche. Vom behandelnden Nervenarzt und den Angehörigen wurde später über
eine deutliche Wesensänderung berichtet.

Von den 10 Pat., deren Krankheitsentwicklung eingehender geschildert wurde,
wurden also 8 zum zweiten Mal operiert. Bei 6 Kranken konnten eine oder mehrere
Nachuntersuchungen in einem längeren zeitlichen Abstand nach der zweiten Operation
vorgenommen werden. Viermal war das psychisch unauffällige Bild auch nach der
zweiten Operation unverändert. In einem Fall zeigte sich eine Besserung (von Syndrom III nach Syndrom 0), einmal eine Verschlechterung (von Syndrom 0 nach Syndrom III). Bei einer Patientin, die aber nicht persönlich nachuntersucht werden
konnte, war aus Berichten (Angehörige und Hausarzt) eine weitere Verschlechterung
der präoperativ nachweisbaren psychischen Alteration anzunehmen (von Syndrom IV
nach Syndrom V).

3. Veränderung der Zusammensetzung der Syndromgruppen in ihrer Gesamtheit und in bezug auf neurologische Symptomatik, persönliche Verrichtungen und Arbeitsfähigkeit — Hilfsbedürftigkeit

Die psychischen Ausgangsbedingungen vor der zweiten Operation waren anders
als vor der ersten Operation: Die Mehrzahl der Patienten war vor der zweiten Operation psychisch unauffällig! Bei den noch veränderten Patienten stand zu erwarten,
daß sich mit einer Besserung der Bewegungsstörung nun auch ein günstiger Einfluß
auf das psychische Bild einstellen würde. Vergleicht man aber die Verteilung der psychischen Befunde vor der zweiten Operation mit denen bei der Nachuntersuchung
nach 4—18 Monaten, so ist in etwa einem Drittel der Fälle eine Verschlechterung
festzustellen:

Syndrome		0	I	II	III	IV	V
Vor der 2. Operation		29	2	2	4	—	—
	%	78,4	5,4	5,4	10,8	—	—
Nachuntersuchung		23	1	—	4	1	8
	%	62,2	2,7		10,8	2,7	21,6

Die Verschlechterung zeigte sich am stärksten bei Syndromgruppe V, in die jetzt
8 Patienten gehören. Aus Tab. 6 läßt sich entnehmen, wie die Veränderung durch die
zweite Operation innerhalb der einzelnen Syndromgruppen verläuft.

Danach hatten sich von den 29 psychisch unauffälligen Kranken 8 verschlechtert,
von diesen mußten allein 5 Kranke in Syndrom V eingereiht werden. Die zwei

Patienten aus Syndromgruppe I waren postoperativ ebenfalls verschlechtert, diejenigen aus Syndrom II jedoch gebessert. Aus Syndromgruppe III waren zwei Patienten verschlechtert und je ein Patient unverändert bzw. gebessert.

Tabelle 6. *Veränderung in der Besetzung der psychopathologischen Syndrome durch die 2. Operation*

Nach der Operation		0	I	II	III	IV	V	Σ
präoperativ	0	21			2	1	5	29
	I				1		1	2
	II	1	1					2
	III	1			1		2	4
	IV							—
	V							—
	Σ	23	1	—	4	1	8	37

Damit waren insgesamt 12 Pat. verschlechtert (= 32,4%).

Ein Kranker war prä- und postoperativ in gleicher Weise verändert, er gehörte weiter zu Syndromgruppe III. 24 Kranke (64,9%) blieben psychopathologisch unverändert gut oder sie wurden gebessert (d. h. unauffällig).

Diese hohe Verschlechterungsrate ist etwas beunruhigend. Es darf jedoch nicht außer acht gelassen werden, daß wir von den 67 Pat. dieser Untersuchungsreihe nur 37 (53,6%) in einem längeren zeitlichen Abstand nach der zweiten Operation nachuntersuchen konnten. Patienten, die noch auf eine Besserung durch weitere (medikamentöse) Behandlung hoffen, sind jedoch eher zu einer Wiedervorstellung in der Klinik zu veranlassen als solche, die mit ihrem Zustand zufrieden sind; so werden die vorliegenden Ergebnisse möglicherweise in einem ungünstigen Sinne verändert.

Bei der vergleichenden Betrachtung der postoperativen klinischen und psychischen Befunde muß davon ausgegangen werden, daß sich das *rein Neurologische durchgehend deutlich gebessert hat.* Uneinheitlich war die Entwicklung aber bei dem Ausmaß der Behinderung bei den persönlichen Verrichtungen, bei der Arbeitsfähigkeit-Hilfsbedürftigkeit und bei den psychischen Befunden. Gehen wir von den psychisch unauffälligen Patienten aus, so waren diese in den persönlichen Verrichtungen und bei der Arbeitsfähigkeit deutlich stärker gebessert als die psychisch veränderten Patienten. Die psychisch Unauffälligen waren aber neurologisch ebenso stark gestört wie die Veränderten. Der bei diesen im *Hinblick auf die persönlichen Verrichtungen und die Arbeitsfähigkeit mangelhafte Operationserfolg mußte der psychischen Alteration zur Last gelegt werden.* Die Gründe dafür waren in einer cerebral-organischen Schädigung zu suchen, denn von 14 noch veränderten Patienten befanden sich 13 in den Syndromgruppen III bis V. Diese Kranken hatten eine Antriebsstörung — entsprechend auch eine rigorarme Starre — und der größere Teil von ihnen sogar eine Demenz. Alle diese Kranken waren arbeitsunfähig bzw. hilfsbedürftig. Die Bedeutung einer intensiven medikamentösen Nachbehandlung zeigte sich darin, daß, soweit eine medikamentöse Behandlung erfolgen konnte, diese *hirnorganisch bedingte Störung des Antriebs bei den Patienten in den Syndromgruppen III und IV reversibel war* (dieser Therapieerfolg wurde aber in der vorliegenden Auswertung nicht berücksichtigt), zum Beispiel wurde eine 49jähr. Patientin sogar psychisch unauffällig. Sie kam 3^1/$_2$ Jahre nach der zweiten Operation völlig hilflos mit einer klassisch ausgeprägten rigorfreien Starre zur stationären Behandlung und konnte nach 10 Wochen praktisch geheilt und psychisch unauffällig entlassen werden. In den vorliegenden Aufstellungen wurde diese Kranke aber als verschlechtert aufgeführt. Ein weiterer, zunächst gebesserter Kranker zeigte zu einem späteren Zeitpunkt jedoch wieder stärkere cerebrale Abbausymptome. Insgesamt konnte bei der Hälfte der psychisch Verschlechterten durch eine medikamentöse Therapie noch eine Besserung des Zustandsbildes erreicht werden.

Sucht man nach einem Kriterium für die *Prognose der zweiten Operation,* so bietet das EEG auch hier einen gewissen Anhaltspunkt: Von den 12 psychisch verschlechterten Patienten hatten 9 (d. h. 75%) ein deutlich pathologisches EEG, von den 25 psychisch Unveränderten dagegen nur 11, d. h. 44%. Dies entspricht der klinischen Erfahrung (J. A. GANGLBERGER), nach der Patienten mit einem persistierend pathologischen EEG die zweite Operation häufig schlechter vertragen als die vorangegangene erste Operation.

Fassen wir unsere Beobachtungen bezüglich der zweiten stereotaktischen Operation zusammen: Es hat den Anschein, daß durch die zweite Operation weitere, bisher latente hirnorganische Veränderungen manifest werden. Neben einem allgemeinen psychoorganischen Abbausyndrom kamen häufiger psychopathologische Zustandsbilder mit einer Antriebsstörung vor, die sich neurologisch in Form einer rigorfreien Starre zeigte und die therapeutisch in einigen Fällen gut beeinflußbar war. Die Unterscheidung zwischen der graduell eingeteilten Schwere der neurologischen Symptome *einerseits* und der graduell erfaßten Behinderung bei den persönlichen Verrichtungen bzw. der Arbeitsfähigkeit und Hilfsbedürftigkeit *andererseits* erwies sich erneut als *sehr vorteilhaftes Hilfsmittel für die klinische Objektivierung psychischer Veränderungen. Die Antriebsstörung* trat dadurch besonders deutlich zutage. Stand sie ganz im Vordergrund, so konnte eine intensive und gezielt angesetzte medikamentöse Nachbehandlung aber oft noch eine Besserung bringen. — Ein vor der 2. Operation unauffälliges oder nur gering verändertes EEG darf prognostisch als ein günstiges, ein erheblich pathologisches EEG dagegen muß als ungünstiges Zeichen gedeutet werden. Die Indikation zur zweiten Operation sollte sehr eng gestellt werden.

X. Vergleich unserer Ergebnisse mit denen des Schrifttums

Die wenigen Hinweise über psychische Veränderungen nach zentralen Eingriffen beschränken sich auf die allgemeine Feststellung einer Auflockerung des psychischen Zustandsbildes und auf kasuistische Einzelbeobachtungen (G. GUIOT, 1957; TH. ALAJOUANINE u. Mitarb., 1958; A. REMOND u. Mitarb., 1958; T. RIECHERT, 1959; H. ORTHNER u. F. ROEDER, 1959). Unsere Befunde sind auch nicht mit den Beobachtungen von C. MÜLLER u. M. G. YASARGIL (1959) bzw. C. MÜLLER (1961) vergleichbar, weil diese Autoren die Auswirkungen der ersten Operation nicht von denen der zweiten unterschieden haben. Ihre Untersuchung erstreckte sich außerdem nicht nur auf Parkinsonkranke, sondern auch auf andersartige hyperkinetische Zustandsbilder (Athetose, Chorea, essentieller Tremor); die psychiatrischen Feststellungen stützen sich zudem lediglich auf ambulante Untersuchungen von etwa 30 Patienten. Wir gründen unsere Befunde auf eine weitaus größere Zahl von Kranken, die während des gesamten Klinikaufenthaltes beobachtet und mehrfach nachuntersucht werden konnten. So ließ sich ohne Zweifel ein umfassenderes Bild von den Verhaltensweisen und von den psychischen Veränderungen nach der stereotaktsichen Operation gewinnen. In Übereinstimmung mit den Befunden von G. GUIOT (1957), H. ORTHNER u. F. ROEDER (1959, 1962), F. MUNDINGER u. T. RIECHERT (1961, 1963) konnten wir bei komplikationslosem Operationsverlauf keine unerwünschten psychischen Veränderungen feststellen. C. MÜLLER u. M. G. YASARGIL sahen sich dagegen veranlaßt, von einem psychischen Effekt im Sinne einer „Mikroleukotomie" zu sprechen.

R. JUNG (1961) und H. P. SCHULZ (1961) stellten nach stereotaktischen Operationen häufig eine Verschlechterung des psychischen Bildes fest. Solche Fälle waren in unserem Krankengut zwar ebenfalls enthalten, im Vergleich zu der Gesamtzahl der stereotaktisch Operierten war dieser Prozentsatz jedoch gering und keineswegs so bedeutend, wie man dies nach den Aussagen dieser Autoren vermuten müßte. Nach unseren Erfahrungen wurde bei einem Teil der Patienten, die sich nach der Operation in ihrem psychischen Zustandsbild nicht gebessert oder sogar verschlechtert hatten, durch eine intensive medikamentöse Nachbehandlung noch eine Besserung erzielt.

Außerdem ist zu bedenken: Differente Ergebnisse hinsichtlich des psychischen Befundes nach der Operation kommen nicht nur durch die Auswahl der Patienten, sondern auch durch die Wahl eines anderen Zielpunktes und durch eine unterschiedliche Technik der Ausschaltung zustande. So haben K. HARTMANN — V. MONAKOW (1959) sowie J. NEHLIL u. R. THUREL (1959) bei doppelseitigen Eingriffen im inneren Pallidumglied bleibende psychische Ausfallserscheinungen gesehen. Andere Autoren jedoch, z. B. H. KRAYENBÜHL u. M. G. YASARGIL (1961), stellten bei symmetrischen Operationen im Thalamus keine psychischen Nebenerscheinungen fest. Nach der von E. A. SPIEGEL u. H. T. WYCIS (1954, 1962) angegebenen Pallido-Ansatomie fanden H. ORTHNER u. F. ROEDER (1962) bei doppelseitigen Eingriffen ebenfalls keine andauernden psychischen Nebenerscheinungen.

Da die Alkoholinjektion in das mediale Pallidumglied keine so umschriebenen Ausschaltungen ergibt wie die Elektrocoagulation — s. auch E. A. SPIEGEL u. H. T. WYCIS (1962) —, sind die von J. S. COOPER und seiner Schule mitgeteilten Ergebnisse mit unseren Befunden ebenfalls nicht vergleichbar (J. S. COOPER u. M. RIKLAN, 1961; früher L. DILLER u. M. RIKLAN, 1956).

C. Zusammenfassung

Seitdem J. PARKINSON vor nunmehr rund 150 Jahren in einer meisterhaften Darstellung das nach ihm benannte klinische Syndrom beschrieben hat, haben unermüdliche Forschungen zu immer genaueren ätiologischen und pathogenetischen Aufgliederungen des Krankheitsbildes geführt. Zugleich ist es durch den fortschreitenden Ausbau heilgymnastischer und medikamentöser Behandlungsverfahren gelungen, die schweren Leiden der Kranken wesentlich zu lindern. Forschung und Therapie schienen aber in den letzten Jahrzehnten schließlich alle Möglichkeiten ausgeschöpft zu haben, die auf den bisher beschrittenen Wegen erreichbar waren, und eine gewisse Stagnation zeichnete sich ab. Ganz neue Ausblicke eröffneten sich dann mit der in jüngster Zeit entwickelten operativen Behandlung, die nicht nur überraschende therapeutische Erfolge zeitigte, sondern darüber hinaus der Erforschung psychophysischer Korrelationen bisher unbekannte Ansatzpunkte bot. Wir waren in der glücklichen Lage, ein großes Krankengut, das nach einheitlichen Gesichtspunkten vom gleichen Operateur behandelt wurde, vor und nach der Operation sehr genau klinisch und psychopathologisch zu untersuchen und über lange Zeit katamnestisch zu verfolgen. Besonders vorteilhaft war dabei, daß alle Untersuchungen in *einer* Hand lagen und demnach bei der Auswertung der Untersuchungsergebnisse nicht nur schriftlich fixierbare Daten, sondern auch unmittelbare persönliche Eindrücke für jeden Einzelfall präsent waren. Das derart bearbeitete Erfahrungsgut brachte uns ganz neue Einsichten in die psychophysischen Zusammenhänge und die psychopathologische Gestaltung des Parkinsonsyndroms. Der damit erzielte Erkenntnisgewinn blieb nicht nur eine Bereicherung unseres theoretischen Wissens, sondern brachte darüber hinaus einen wichtigen praktischen Beitrag für die Abgrenzung der Indikation und für die Prognose dieser operativen Behandlung.

Der Akzent unserer Darstellung liegt in der *Erfassung von Gemeinsamkeiten* und grundsätzlichen Veränderungen der Verhaltensweisen. Es steht außer Frage, daß auch persönlichkeitsbedingte Unterschiede im Erleben und in der Verarbeitung der Bewegungsstörung sich im psychischen Bild dieser Krankheit niederschlagen. Zur Ausarbeitung solcher Differenzen wird man jedoch rein kasuistisch vorgehen müssen. Um den persönlichkeitabhängigen Aspekt nicht gänzlich zu vernachlässigen, wurden 10 Pat. herausgegriffen, ihr Krankheitsverlauf eingehender geschildert und zwei Selbstzeugnisse herangezogen. Im übrigen haben wir die Bearbeitung dieser Frage für die vorliegende Thematik zurückgestellt.

Die kognitive Reduktion des Individualfalles zu einer typologischen Einheit im Rahmen eines vorwiegend quantitativ abstufenden Schemas ist eine unerläßliche Voraussetzung unserer Fall-vergleichenden und um statistische Aussagen bemühten Untersuchung.

1. Bei unserem Krankengut (129 Pat.) wurde eine systematische *Klassifizierung* der Fälle nach dem Ausmaß der *psychischen Veränderungen* vorgenommen. Von einer reaktiven Verstimmung (Syndrom I) reichten diese psychischen Abweichungen über eine weitere Veränderung der Affektivität (Starre oder Labilität als Syndrom II) und eine Minderung der Spontaneität (Syndrom III) bis zu einer schweren Veränderung der Persönlichkeit mit Minderung des vitalen Antriebs, der Interessen- und Willensbildung (Syndrom IV) und schließlich bis zu einer Herabsetzung von Aufmerksamkeit, Auffassung und Konzentration mit Einschränkung der Merkfähigkeit, des Gedächtnisses und der Urteilsfähigkeit (Syndrom V), wie es im allgemeinen nur im Rahmen von hirnorganischen Abbauprozessen mit Demenz vorkommt. Die Klassifikation wird also durch eine graduelle Progression der psychischen Veränderungen von Syndrom I zu Syndrom V bestimmt, wobei in dem jeweils nachfolgenden Syndrom die Abweichungen des vorangehenden Syndroms enthalten sind. Durch diese Einteilung wird eine schematisierende Vereinfachung in der Vielfalt der psychischen Erscheinungen vorgenommen, die Nuancen psychischer Alteration werden vernachlässigt, und es gibt unvermeidlich Verluste an Individuellem und Eigentlichem. Verluste an psychischer Individualität werden aber bereits durch die Krankheit selbst hervorgerufen, denn diese bewirkt — bei stärkeren Graden einer psychischen Veränderung — eine besondere Prägung und eine Einengung der psychischen Erscheinungsformen. Die auf der Grundlage der klinischen Beobachtung gewonnene Einteilung läßt also die krankheitsspezifischen Merkmale besonders klar hervortreten.

2. Alle 129 Kranken waren vor der Operation mehr oder minder psychisch auffällig. Fast die Hälfte der Patienten (63 = 48,8%) zeigte zwar nur die Syndrome

mit den psychischen Veränderungen leichteren Grades (Syndrom I und II), doch standen dem 66 Pat. (51,2%) gegenüber, die zu gleichen Teilen dem Zwischen- oder Übergangssyndrom (Syndrom III) bzw. den beiden Syndromen mit den stark ausgeprägten psychischen Veränderungen (Syndrome IV und V) zugeordnet werden mußten. Es waren also vor der Operation 33 Pat. (25,6%) sehr erheblich psychisch verändert und in die Syndrome IV und V einzureihen.

3. Mit den *körperlichen Störungen,* die wir bei unseren Patienten unter dem Sammelbegriff „neurologische Symptomatik" betrachtet haben, wurden im wesentlichen die sogenannten *„Überschuß"-Symptome Rigor und Tremor erfaßt.* Außerdem haben wir aber die körperlichen Auswirkungen der Parkinsonkrankheit unter einem praktischen Aspekt berücksichtigt und sie unter dem Sammelbegriff *„Behinderung bei den persönlichen Verrichtungen"* zusammengefaßt. Darin zeigte sich über die neurologischen Überschußsymptome hinaus eine funktionelle Einheit von motorisch-organischen *und* psychischen Faktoren. Diese Gesamtheit der psychophysischen Störung ist natürlich viel bedeutender für das subjektive Krankheitserleben der Patienten als isolierte Einzelsymptome oder Ausfallserscheinungen.

Die „neurologische Symptomatik" und die „Behinderung bei den persönlichen Verrichtungen" wurden gleichfalls nach Schweregraden eingeteilt, so daß nun im Verein mit den „psychopathologischen Syndromen" drei weitgehend unabhängig voneinander erhobene Untersuchungsergebnisse vorlagen. Sehr stark ausgeprägte Störungen waren bei der Prüfung der „neurologischen Symptomatik" häufiger zu registrieren, als dies bei den „persönlichen Verrichtungen" der Fall war. Diese Tatsache zeigt, daß ein Teil der Patienten trotz sehr stark ausgeprägter neurologischer Symptomatik auf Grund psychischer Energie noch in der Lage war, sich bis zu einem gewissen Grade selbst zu helfen und die Überschußsymptome zu überwinden.

4. Zur klassischen neurologischen Trias des Parkinsonismus gehören jedoch nicht nur die Überschußsymptome, sondern auch ein „Mangel-Symptom" — die *Akinese.* Diese ist kein Symptom, das gleichrangig neben Rigor und Tremor gestellt werden darf, sie ist vielmehr eine *Resultante aus Faktoren recht verschiedener Herkunft.* Sie ist auch keineswegs auf den Parkinsonismus beschränkt, sondern findet sich noch bei einer Reihe von andersartigen Krankheitsbildern (diencephale und frontale Akinese, Akinese bei Psychosen, Akinese im höheren Lebensalter u.a.m.). Beim Parkinsonismus ist das *psychische* Korrelat der Akinese der *Mangel an Antrieb* (A. HAUPTMANN), das *neurologische* Korrelat die *rigorfreie Starre* (A. BOSTROEM). Da diese beiden Komponenten der Akinese ihrer Herkunft nach jedoch sehr verschieden sind — einerseits überwiegend psychisch, andererseits überwiegend hirnorganisch — besteht zwischen dem Mangel an Antrieb und der rigorfreien Starre nur eine bedingte Abhängigkeit. Ein erhöhtes Maß von Antrieb — (z. B. durch eine besonders sthenische psychische Grundhaltung oder durch medikamentöse Beeinflussung) — ermöglicht es einerseits, die Auswirkungen der Krankheit — und bis zu einem gewissen Grade auch die rigorarme Starre — durch eine vermehrte Willensanspannung zeitweilig aktiv zu überwinden, so daß die hirnorganische Komponente der Akinese sich dann weniger stark auswirkt. Andererseits werden Wille und Entschlußfähigkeit in ihrer Funktion besser angreifen können, wenn die hirnorganische Seite der Störung behandelt und wesentlich gebessert ist (E. W. FÜNFGELD, 1963, 1964). Durch die Ausweitung der klinisch-neurologischen Untersuchung auf die „Behinderung bei den persönlichen Verrichtungen" haben wir die körperlichen Auswirkungen dieses sogenannten „Minus-

Symptoms" (F. MUNDINGER u. T. RIECHERT) erfaßt, welches bisher nur aus der Relation der Schwere der „Überschuß"-Symptome und der rein optisch in Erscheinung tretenden Akinese annäherungsweise zu ermitteln war. Damit ist aus dem „Minus-Symptom" eine Störung mit objektiv feststellbaren Ausfallserscheinungen geworden.

a) In unserer Untersuchungsreihe waren die Schweregrade der neurologischen Symptomatik und der Behinderung bei den persönlichen Verrichtungen auf die psychopathologischen Syndromgruppen IV und V so verteilt, daß eine schwere neurologische Störung auch überwiegend mit einer schweren Behinderung bei den persönlichen Verrichtungen verbunden war. Wir finden bei den Patienten in diesen beiden Syndromgruppen also eine *lineare Beziehung zwischen der Ausprägung der neurologischen Symptomatik, dem Grad der Behinderung bei den persönlichen Verrichtungen und der Schwere der psychischen Veränderungen.* Da es jedoch Patienten gab, die — bei gleichem Ausmaß der neurologischen Symptomatik — in den persönlichen Verrichtungen nur gering behindert waren, mußte bei den Patienten der Syndromgruppen IV und V ein besonderer Faktor hinzukommen, der einen Gleichlauf der Schweregrade dieser beiden Störungskomplexe bewirkte. Es handelt sich um die *Störung des vitalen Antriebs,* die sich damit *nicht nur auf Grund psychopathologischer Beobachtung* annehmen, *sondern an Hand objektiver Befunde* nachweisen läßt.

b) Bei den Patienten der Syndromgruppen I bis III, die noch ungestörte oder nur gering verminderte Antriebsfunktionen zeigten, war das Verhältnis anders. Hier waren schwere und sehr schwere neurologische Störungen häufiger mit einer geringen Störung bei den persönlichen Verrichtungen assoziiert. Darin zeigt sich, daß bei diesen Patienten die Antriebsfunktionen noch ausreichten, um die Auswirkungen der Bewegungsstörung in diesen leibnahen Bereichen zu kompensieren.

Um die *Störung des spontanen Antriebs* genauer zu erfassen, kontrollierten wir die Arbeitsfähigkeit (volle oder halbtägige Berufsausübung bzw. regelmäßige Tätigkeit in Haus und Garten) einerseits und die Arbeitsunfähigkeit und die Hilfsbedürftigkeit andererseits.

Faßt man die Verteilung der Patienten unter diesem Gesichtspunkt in bezug auf die Syndromgruppen II und III ins Auge, so ergibt sich ein deutlicher und statistisch hoch signifikanter Unterschied: Die Arbeitsfähigen waren in Syndromgruppe II wesentlich zahlreicher, die Arbeitsunfähigen bzw. Hilfsbedürftigen dagegen wesentlich seltener vertreten als in Syndromgruppe III. Da die Patienten der Syndromgruppe III neurologisch eher weniger stark erkrankt waren als die Patienten der Syndromgruppe II, ergibt sich keine andere Interpretation als die, den Unterschied der Befunde *auf die Minderung der Spontaneität in Syndromgruppe III zurückzuführen.* Betrachtet man diesen Unterschied psychologisch, so stehen Arbeitsfähigkeit und *Arbeitsunfähigkeit nicht in einer so leibnahen Beziehung zur Person* wie die persönlichen Verrichtungen. Damit erklärt sich, daß die Beeinträchtigung des spontanen Antriebs nur in dem Sektor „Arbeitsfähigkeit", hingegen nicht bei den „persönlichen Verrichtungen" zum Ausdruck kam.

5. Die für die Operation als geeignet ausgewählten Patienten wurden in zwei ätiologische Gruppen eingeteilt, und zwar in eine Gruppe von Kranken mit einem postencephalitisch bedingten Parkinsonismus (p.e.Park. = 57 Pat.) und eine solche mit einem Parkinsonismus anderer Genese (Park.a.G. = 72 Pat.). Diese zweite Gruppe enthielt Kranke mit einem Parkinsonismus ungeklärter Ätiologie sowie idio-

pathische (familiäre und genuine) und arteriosklerotisch verursachte Erkrankungsfälle. Zahlenmäßig war hier die Gruppe der Patienten mit unklarer Genese am stärksten vertreten.

Hinsichtlich der Verteilung der Patienten auf die einzelnen psychopathologischen Syndrome zeigte sich zwischen den beiden ätiologischen Gruppen lediglich ein — statistisch signifikanter — Unterschied in der Besetzung der Syndromgruppen I und II. In der Syndromgruppe I waren Patienten mit Park.a.G. zahlenmäßig nur gering, in der Syndromgruppe II dagegen erheblich stärker vertreten als die Patienten mit p.e.Park. Hierfür sind das differente durchschnittliche *Lebensalter* — Patienten mit Park.a.G. standen häufiger in höherem Lebensalter — und vielleicht auch die unterschiedliche *Genese* der Parkinsonkrankheit heranzuziehen. Die Ergebnisse bei den Nachuntersuchungen ließen diesen Unterschied allerdings nicht mehr zutage treten, man muß auch mit einer zufälligen Koinzidenz rechnen.

Die durchschnittliche *Krankheitsdauer* der Patienten mit p.e.Park. und Park.a.G. wies recht erhebliche Unterschiede auf, nämlich 11,8 Jahre gegenüber 7,5 Jahre. Das beeinflußte aber nicht die Verteilung der Patienten auf die psychopathologischen Syndrome, wie man dies wohl hätte vermuten können. Daraus läßt sich allgemein schließen, daß die Krankheitsdauer in den vorgefundenen und den von uns gezogenen Grenzen — 81,4% der Patienten waren über 5 Jahre krank — keinen Einfluß (mehr?) auf die Schwere der psychischen Beeinträchtigung ausübt.

Bei den *internistischen* und den ergänzenden *neurologischen* und *neurophysiologischen* Untersuchungen waren bei den Patienten mit p.e.Park. in 42,1% der Fälle Normabweichungen festzustellen. Bei Patienten mit Park.a.G. war der Anteil etwas größer, nämlich 52,8%. Unter diesen Kranken waren jedoch diejenigen mit einer *arteriosklerotisch bedingten Genese ganz besonders stark betroffen,* es fanden sich pathologische Befunde in 75% dieser Fälle. Beim genuinen Parkinsonleiden zeigten noch 63,5% der Patienten Abweichungen. Der Prozentsatz bei unklarer Genese lag nur wenig über dem 50%-Niveau, beim familiären Parkinsonismus sogar noch erheblich darunter.

Im *Elektroencephalogramm* (EEG) zeigten die Patienten mit Park.a.G. ebenfalls prozentual etwas weniger normale Kurvenbilder als die Patienten mit p.e.Park. So ist auch das prozentuale Überwiegen der pathologischen EEG-Befunde bei den Patienten der Syndromgruppen IV und V zu erklären, da diese zum überwiegenden Teil von Patienten mit Park.a.G. besetzt sind. Im Pneumencephalogramm ließ sich jedoch weder ein Überwiegen der pathologischen Befunde bei einer der ätiologischen Gruppen noch ein Zusammenhang eines starken oder sehr starken Hydrocephalus mit schweren psychischen Veränderungen feststellen.

6. Bei der Nachuntersuchung 6—10 Monate nach der Operation verringerte sich die Anzahl der Patienten mit einer *sehr stark ausgeprägten neurologischen Störung* um 94% des Ausgangswertes. Folglich nahm die Anzahl der Patienten mit nur mäßig ausgeprägter Störung um mehr als das Fünffache zu. Statistisch gesehen war die Besserung auf dem 1%-Niveau sehr hoch signifikant. Noch etwas günstiger waren die Ergebnisse bei der Überprüfung der *Behinderung bei den persönlichen Verrichtungen;* 87,6% der Patienten waren nach der Operation nur noch mäßig behindert. Im Sektor „*Arbeitsfähigkeit bis Hilfsbedürftigkeit*" war in der Rubrik „Hilfsbedürftigkeit" die stärkste Veränderung festzustellen; der Anteil der Patienten war hier um mehr als 95% zurückgegangen. Die Patienten in den Rubriken „arbeitsunfähig" bzw.

„partiell arbeitsfähig" nahmen zahlenmäßig in etwa demselben Verhältnis zu, die Zunahme betrug jeweils mehr als das Doppelte des Ausgangswertes. Nur relativ geringfügig änderte sich die Anzahl der voll arbeitsfähigen Patienten, hier war nur eine Zunahme von etwa einem Drittel des Ausgangswertes zu verzeichnen. Getrennt nach den beiden ätiologischen Gruppen war in der Verteilung der Patienten kein wesentlicher Unterschied aufzufinden.

7. In einem Zeitraum von 6—10 Monaten nach dem ersten stereotaktischen Eingriff wurden die Operierten auch hinsichtlich der psychischen Veränderungen erneut untersucht. Es war nun eine genügende Zeit verstrichen, um psychische Rückwirkungen auf die neurologische Besserung zur Auswirkung kommen zu lassen.

Gegenüber dem psychischen Befund *vor* der stereotaktischen Operation war es *in 83%/o der Fälle* zu *einer Besserung* gekommen. *Bei 77,5%/o* konnte man von einem weitgehend *unauffälligen psychischen Status* sprechen, der Rest war gebessert. Von den Patienten der Syndromgruppe I war der Anteil der postoperativ unauffälligen Patienten mit 94,7%/o weitaus am größten, von den Patienten der Syndromgruppen II und IV wurden immerhin noch rund 80%/o psychisch unauffällig. Für die Syndromgruppe III ließ sich jedoch nur ein Anteil von 69,7%/o und für die Syndromgruppe V lediglich ein solcher von 53,8%/o ermitteln. Damit ergibt sich, daß im allgemeinen *mit dem Grad der psychischen Alteration die Aussichten auf eine Besserung oder gar eine völlige Wiederherstellung geringer wurden.* Aus dieser kontinuierlich absteigenden Reihe fiel lediglich die Syndromgruppe IV heraus, die eine der Syndromgruppe II entsprechende Besserungsrate zeigte. Der Grund ist nicht sicher zu ermitteln; möglicherweise spielt auch die Auswahl der Patienten eine Rolle, da bei stärkeren psychischen Veränderungen — also vom Syndrom IV an — ein besonders strenger Maßstab bezüglich der Indikationsstellung angelegt wurde.

8. Die Besserung der psychischen Veränderungen läßt sich als *eine Regel* herausstellen. Ausnahmen ergaben sich in 17%/o, sie waren überwiegend durch besondere hirnorganische Ursachen bedingt, z. B. durch Abbauerscheinungen auf dem Boden eines Altersprozesses, durch cerebrale Gefäßsklerose u. a. Patienten mit Park.a.G. waren in dieser Gruppe zahlreicher vertreten als die Patienten mit p.e.Park. Soweit die geringe Zahl der Fälle einen Schluß zuläßt, war die *Prognose* bei den Patienten mit einem *arteriosklerotisch bedingten Parkinsonismus am schlechtesten.* Diese Beobachtungen entsprechen der klinischen Erfahrung an einer größeren Zahl von Kranken.

9. Bei unseren Kranken müssen die präoperativ festgestellten psychopathologischen Befunde in erster Linie als eine *psychische Reaktion auf die Körperstörung* angesehen werden. Den vielfältigen, bis in die einfachsten persönlichen Verrichtungen hineinreichenden Auswirkungen dieser schleichend fortschreitenden Krankheit waren die Patienten offenbar so hilflos ausgeliefert, daß die psychischen Kräfte nicht ausreichten, dieses Erleben zu kompensieren. Nach der Operation konnte die *verbliebene Störung wesentlich besser ausgeglichen werden.* Die gleichen psychischen Kräfte konnten bei geringeren körperlichen Symptomen einen besseren Wirkungsgrad entfalten; zusätzlich waren noch psychische Kräfte freigeworden, die bis dahin absorbiert waren. Diese außerordentliche und mit einer konservativen Behandlung bisher nicht erreichbare „soziale" Besserung der Parkinsonkrankheit war voll und ganz als Erfolg der stereotaktischen Operation anzusehen. Die Selbstschilderungen unserer Patienten geben dafür sehr eindrucksvolle Zeugnisse.

Da sich für eine direkte positive Beeinflussung der Willenstätigkeit durch die Operation keinerlei Anhaltspunkte ergaben, kann angenommen werden, daß die Willenstätigkeit und — darüber hinaus — die gesamten psychischen Funktionen durch das Krankheitserleben präoperativ so in Mitleidenschaft gezogen wurden, daß *eine individual- und sogar krankheitsspezifische psychische Reaktion* vorlag.

10. Die Schwere der präoperativ festgestellten psychopathologischen Syndrome ist auch vom Grad des allgemeinen Intelligenzniveaus abhängig. Bei *Minder- und Mittelbegabten* waren die Syndrome mit den ausgeprägten psychopathologischen Abweichungen vor der Operation deutlich häufiger. Bei der Nachuntersuchung zeigten diese früher stark veränderten Kranken dann eine besonders auffallende Besserung. Wir möchten daraus schließen, daß *gut begabte Parkinsonpatienten* dank ihrer größeren intellektuellen Fähigkeiten und ihrer besseren Anpassung dem Erleben *der Krankheit mehr psychische Kräfte entgegenzusetzen haben* und ihre Körperstörung besser integrieren können als Mittel- oder Minderbegabte.

11. Aus dem präoperativen Grad psychischer Alteration ergeben sich für die Prognose der Operation folgende vorläufige Richtlinien: Die Patienten mit Syndrom I lassen bis auf wenige Ausnahmen eine Normalisierung des psychischen Befundes erwarten. Auch bei den Patienten mit Syndrom II ist eine Normalisierung in der überwiegenden Zahl der Fälle zu erhoffen. Von der Syndromgruppe III darf man zum größeren Teil eine Normalisierung, zum Teil eine Besserung erwarten; man muß aber auch mit einem unveränderten oder sogar einem verschlechterten psychischen Befund rechnen (hirnorganische Ursachen). Bei den Patienten mit Syndrom IV ist bezüglich der Prognose zwischen den Minder- und Mittelbegabten einerseits und den gut Begabten andererseits zu unterscheiden. Bei den Minder- und Mittelbegabten darf man mit größerer Wahrscheinlichkeit eine Besserung, in manchen Fällen sogar eine Normalisierung des psychischen Befundes erwarten; bei den gut Begabten dagegen liegt dieser Erwartungswert erheblich niedriger, da bei deren psychischem Bild hirnorganisch bedingte Ausfallserscheinungen nun eine stärkere Rolle spielen können. Für die Patienten mit Syndrom V ergibt sich: Die Minderbegabten werden mit überwiegender Wahrscheinlichkeit zu einer Besserung bzw. einer Normalisierung des psychischen Befundes kommen; unter den Mittelbegabten wird sich in einer Reihe von Fällen ebenfalls eine Besserung bzw. Normalisierung zeigen. Gut Begabte, die präoperativ in das Syndrom V eingereiht werden mußten, waren in unserer Untersuchungsreihe nicht vorhanden. Bei ihnen hätten sich die psychischen Veränderungen durch eine stereotaktische Operation nach unseren Erfahrungen auch nicht beeinflussen lassen.

Dies wird jedoch an einem größeren Krankengut nachgeprüft werden müssen.

12. Eine zweite stereotaktische Operation für die andere Körperseite wurde bei 67 Pat. durchgeführt. Von diesen konnten 37 Kranke in einem Zeitraum zwischen 4—18 Monaten nach dem Eingriff nachuntersucht werden.

Der Vergleich der psychischen Befunde vor der zweiten Operation mit denen bei der Nachuntersuchung zeigte eine *Verstärkung der psychischen Alteration in etwa einem Drittel der Fälle.* Von dieser Verschlechterung waren vor allem 5 Pat. betroffen, die vorher psychisch unauffällig waren und nun in die Syndromgruppe V eingereiht werden mußten. Insgesamt waren 12 Kranke (32,4%) psychopathologisch schlechter als vor der zweiten Operation. Bei der Hälfte ließ sich durch eine später durchgeführte *medikamentöse* — nicht auf die verbliebene Parkinson-Überschußsymptomatik gerichtete — *Therapie* jedoch wieder eine *Besserung,* in einem Falle sogar eine *völlige Normalisierung des psychischen Zustandsbildes erreichen.* Im neurologisch-klinischen Bereich war die weitere Besserung im Sektor „neurologische Symptomatik" sehr erheblich. Bis auf eine Ausnahme waren alle Patienten jetzt in die Kategorie mit einer mäßig ausgeprägten Störung einzureihen. Dieser Befund zeigt also, daß die hier im wesentlichen zutage tretende neurologische „Überschuß"-Symptomatik sehr günstig beeinflußt wurde.

Auf dem Sektor „persönliche Verrichtungen" war in einigen Fällen eine weitere Besserung, in anderen dagegen eine Verschlechterung eingetreten.

Bei der Arbeitsfähigkeit—Hilfsbedürftigkeit war ebenfalls eine Verschlechterung festzustellen. 5 Kranke waren erneut hilfsbedürftig, die Anzahl der voll Arbeitsfähigen nahm etwas ab.

Alle 13 Pat., die nach der zweiten Operation noch den Syndromen III, IV und V zugeordnet werden mußten, wiesen *Zeichen einer cerebral-organischen Schädigung* auf. Diese zeigte sich in einer erheblichen Akinese, die sich neurologisch vornehmlich in einer rigorfreien bzw. rigorarmen Starre äußerte. Soweit eine medikamentöse Therapie erfolgen konnte, war diese Störung bei den Patienten der Syndromgruppen III und IV reversibel. Auftreten von cerebralen Abbausymptomen und Demenz wirkten sich jedoch ungünstig auf den Erfolg dieser Therapie aus.

13. Aus den vorliegenden Untersuchungen ergibt sich ein Beitrag zur *Indikation* und *Prognose* der stereotaktischen Operation. Schwere psychische Ausfallserscheinungen sind bei gut Begabten eine absolute Kontraindikation, während bei Minder- und Mittelbegabten unter günstigen Voraussetzungen (keine wesentlichen Begleiterkrankungen) noch eine Besserung des psychischen Bildes zu erwarten ist. Bei Patienten mit einer Minderung des spontanen Antriebs (Syndrom III) und einer relativ mäßig ausgeprägten neurologischen Störung (rigorarme Starre) liegen offenbar bisher noch nicht genügend faßbare cerebral-organische Störungen vor, so daß diese Kombination von psychischen und körperlichen Abweichungen eine relative Kontraindikation darstellt. Interne Leiden, insbesondere ein Lungenemphysem mit Peribronchitis, Herzmuskel- und Kreislaufstörungen sowie ein pathologisches EEG gehören ebenfalls — je nach Ausmaß — zu den relativen bzw. absoluten Kontraindikationen. Eine sichere Entscheidung ist jedoch nur vom Einzelfall her möglich.

Die Intensität des auf das Operationstrauma folgenden psychischen Allgemeinsyndroms ist ebenfalls als eine relative bzw. absolute Kontraindikation gegen eine zweite Operation zu werten, da ein neuerlicher Eingriff im allgemeinen eine noch stärkere Reaktion erwarten läßt. Ein persistierend pathologisches EEG wird ebenfalls dazu veranlassen, von einer neuerlichen Operation Abstand zu nehmen. Auch stärkere psychische Ausfallserscheinungen längere Zeit nach der ersten Operation sind als Kontraindikation anzusehen. Eine intensive Vor- und unmittelbar postoperativ einsetzende Nachbehandlung sowie eine weitere medikamentöse und physikalische Therapie sind für die Erhaltung des neurologischen und psychischen Operationserfolges dringend erforderlich.

D. Schlußbetrachtungen

Es war bisher ungeklärt, ob die psychischen Veränderungen beim Parkinsonismus als eine primäre, zum Krankheitsprozeß selbst gehörige Alteration angesehen werden müssen, oder ob sie eine Reaktion auf die Bewegungsstörung sind.

Die Frage der primären oder sekundären Bedingtheit der psychischen Abweichungen konnte jedoch so lange nur ungenügend geklärt werden, als es keine durchgreifende und über längere Zeit sicher wirksame Behandlungsmöglichkeit gab.

Gegenüber dem sehr langsam einsetzenden medikamentösen Behandlungserfolg kann die stereotaktische Hirnoperation innerhalb weniger Minuten oft eine wesentliche Besserung der Bewegungsstörung herbeiführen. Unsere Patienten wurden nach den von R. HASSLER angegebenen Zielpunkten mit der Methode von T. RIECHERT u. Mitarb. operiert. Bei diesen Kranken — nach den früher beschriebenen Kriterien für eine stereotaktische Operation ausgewählt — wurde die Bewegungsstörung zum größten Teil erheblich gebessert, und die präoperativ festgestellten psychischen Veränderungen erwiesen sich als weitgehend reversibel. Viele Patienten ließen nun das Einförmige ihres früheren psychischen Zustandsbildes vermissen, und individuelle Unterschiede traten stärker hervor.

Die *präoperativen psychischen Veränderungen* waren in den meisten Fällen somit nicht unmittelbar hirnorganisch, sondern *erst mittelbar durch die hirnorganisch bedingte motorische Störung* verursacht.

Soweit bei unseren Patienten keine Besserung oder sogar eine Verschlechterung eintrat, war dies nicht mit der Grundkrankheit in Zusammenhang zu bringen, sondern immer auf vom *Parkinsonismus unabhängige Begleiterkrankungen* zurückzuführen.

Wir haben auch die *Bedeutung des Intelligenzniveaus* und seinen Einfluß auf die Schwere der psychischen Alteration auffinden und zeigen können, daß in der individuellen Persönlichkeit, ihrer Ausgestaltung und Differenzierung strukturelle Faktoren der Verarbeitung wirksam waren. Die größeren Möglichkeiten der Integration und Anpassung an die Körperstörung lagen offensichtlich bei den gut begabten Kranken; diese waren präoperativ psychisch geringer, neurologisch jedoch etwa ebenso stark alteriert wie die Minder- und Mittelbegabten.

Die Bewegungsstörung wurde bei allen drei Patientengruppen im gleichen Ausmaß günstig beeinflußt. Bei den Minder- und Mittelbegabten war im Hinblick auf die schweren psychischen Veränderungen eine größere Reduktionsrate zu beobachten als bei den gut Begabten. Man kann demnach retrospektiv sagen, daß bei diesen Kranken die präoperative körperliche Störung in einem ganz anderen Verhältnis zum Psychischen stand als bei den gut Begabten. Die Bewegungsstörung beeinträchtigte bei einer Reihe von Minder- und Mittelbegabten nicht nur die psychische Dynamik, sondern ließ auch *den Individualcharakter des Psychischen zugunsten einheitlicher (krankheits-)typologischer Phänomene in den Hintergrund treten.* Bei diesen psychisch so weitgehend veränderten — minder- und mittelbegabten — Kranken waren also objektive und subjektive, körperliche und psychische Seins- und Erlebnisweisen so weitgehend verändert, daß *der Leib weder zum Ausdrucksorgan noch zum Instrument des Geistes werden konnte* (in Anlehnung an F. J. J. BUYTENDIJK, 1958).

Das Verständnis der psychischen Veränderungen beim Parkinsonismus erfährt aus unseren Beobachtungen eine wesentliche Vertiefung: Die Parkinsonkrankheit kann die

Bedeutung eines essentiellen Faktors biologischen Seins erlangen und für den Diagnostiker die Grenzen zwischen den alternativ abstrahierenden Aspekten des „Reaktiven", des „Persönlichkeitsbedingten", des „Hirnorganischen" usw. zunächst weitgehend aufheben (ähnliches bei H. Völkel). Diese Tatsache wurde früher nicht in ihrer vollen Tragweite erkannt, die Verschiedenartigkeit der Genese der psychischen Veränderungen nur vereinzelt gewürdigt. Die Gründe mögen wohl mit der unmittelbaren Anschauung der Folgen der großen Encephalitisepidemien zusammenhängen, so daß neurologische und psychische Ausfälle auf den gemeinsamen Nenner des „Krankheitsspezifisch-Hirnorganischen" gebracht wurden. Die weitgehende Rückbildung der psychischen Veränderungen bei unseren Kranken läßt aber auch die Möglichkeit einer reaktiven Alteration der Psyche erkennen. Darüber hinaus modifizieren anlagemäßige und persönlichkeitsbedingte Faktoren das psychisch-reaktive Bild. Ausmaß und Ausprägung der reaktiven psychischen Veränderungen sind also — wie wir feststellen konnten — von diesen Persönlichkeitsmerkmalen mit abhängig. Wenn auch krankheitsspezifische Faktoren das Erleben des einzelnen bestimmen, so beeinflußt und formt das Psychisch-Konstitutionelle doch die Art und Weise der persönlichen Auseinandersetzung mit Krankheit und Umwelt und damit das individuelle Bild.

Die *individuellen psychischen Befunde,* die manchmal zu einer anthropologischen Durchdringung geradezu aufforderten, konnten im Rahmen der vorliegenden Untersuchung leider nur gestreift werden. Bei dem gegenwärtigen Wissensstand über die psychischen Auswirkungen der stereotaktischen Operation schien eine Beschränkung auf allgemeine und grundsätzliche Ergebnisse notwendig, zumal das praktisch Wichtige zunächst festgehalten werden mußte. Auf dieser Grundlage steht weiteren Untersuchungen ein großes Feld offen.

Die hier vorgelegten Beobachtungen mögen als Anregung dienen, ähnliche Erhebungen bei anderen chronischen Krankheiten mit Bewegungsstörung durchzuführen. Wir denken hier nicht allein an Untersuchungen aus dem neuropsychiatrischen Fachgebiet, sondern auch an Krankheiten *ohne* cerebrale Beteiligung, die eine fortschreitende Einschränkung der Bewegungsfähigkeit zur Folge haben, Erkrankungen der Wirbelsäule (z. B. M. Bechterew), bestimmte Verlaufsformen der chronischen Polyarthritis u.a.m.

Damit ließen sich weitere Einsichten in mögliche Korrelationen zwischen Motorik und Psyche gewinnen. Die psychologische Durchdringung dieser Krankheitsbilder würde aber auch den Kranken selbst von Nutzen sein. Psychotherapeutische und sozialmedizinische Aspekte könnten dann stärker als bisher Beachtung finden. Die gemeinsame Arbeit von Ärzten verschiedener Fachrichtungen und von Psychologen in einem echten Team würde nicht nur unsere Erkenntnisse erweitern, sondern einen noch nicht absehbaren Gewinn für die Behandlung und die soziale Wiedereingliederung dieser Kranken bringen.

Literatur

ALAJOUANINE, TH., R. HOUDART, A. REMOND et J. MORIN: Résultats cliniques de la coagulation pallido-lenticulaire dans la maladie de Parkinson. Rev. neurol. **99**, 385—394 (1958).

ALBRECHT, H.: Über das Gemüt. Stuttgart: Enke 1961.

BASH, K. W.: Lehrbuch der allgemeinen Psychopathologie. Stuttgart: Thieme 1955.

BERINGER, K.: Über ein ungewöhnliches Anfallssyndrom bei postencephalitischem Parkinsonismus. Z. ges. Neurol. Psychiat. **136**, 259—290 (1931).

— Über Störungen des Antriebes bei einem von der unteren Falxkante ausgehenden doppelseitigen Meningeom. Z. ges. Neurol. Psychiat. **171**, 451—474 (1941).

— Selbstschilderung eines Paralysis-agitans-Kranken. Nervenarzt **19**, 70—80 (1948).

BERZE, J.: Die primäre Insuffizienz der psychischen Aktivität. Wien: Deuticke 1914.

BILLENKAMP, K.: Untersuchungen zur Psychologie des Parkinsonismus. Arch. Psychiat. Nervenkr. **198**, 673—686 (1959).

— Experimenteller Beitrag zur Frage des Antriebsverhaltens bei Parkinsonkranken. Arch. Psychiat. Nervenkr. **203**, 270—279 (1962).

BING, R.: Lehrbuch der Nervenkrankheiten. 4. Aufl. Berlin: Urban u. Schwarzenberg 1932.

BLEULER, E.: Lehrbuch der Psychiatrie. 9. Aufl. Berlin-Göttingen-Heidelberg: Springer 1955.

BLEULER, M.: Endokrinologische Psychiatrie. Stuttgart: Thieme 1954.

BODECHTEL, G.: Differentialdiagnose neurologischer Krankheitsbilder. Stuttgart: Thieme 1958.

BOSTROEM, A.: Der amyostatische Symptomenkomplex und verwandte Zustände. Klinischer Teil. Referat 9. Jahresvers. Ges. Dt. Nervenärzte. Braunschweig 16. 9. 21. Zbl. ges. Neurol. Psychiat. **26**, 483—486 (1921).

— Der amyostatische Symptomenkomplex. Berlin: Springer 1922.

— Zum Verständnis gewisser psychischer Veränderungen bei Kranken mit Parkinson'schem Symptomenkomplex. Z. ges. Neurol. Psychiat. **76**, 444—460 (1922).

— Das Wesen der rigorfreien Starre. Arch. Psychiat. Nervenkr. **71**, 128—145 (1924).

— Encephalitische und katatone Motilitätsstörungen. Klin. Wschr. **3**, 465—469 (1924).

— Die Encephalitis und ihre Bedeutung für die Psychiatrie. Münch. med. Wschr. **1927**, 1615 u. 1668.

— Störungen des Wollens. Striäre Störungen. In: Handb. d. Geisteskrankheiten. Hrsg. v. O. BUMKE, 2. Bd./Teil II, S. 1—91, S. 207—242. Berlin: Springer 1928.

— Genese und Aufbau der psychischen Folgeerscheinungen nach Encephalitis. Zbl. ges. Neurol. Psychiat. **56**, 435 (1930).

— Die psychischen Folgeerscheinungen der epidemischen Encephalitis. Allg. Z. Psychiat. **93**, 417—431 (1930).

— Die verschiedenen Lebensabschnitte in ihrer Auswirkung auf das psychiatrische Krankheitsbild. Arch. Psychiat. Nervenkr. **107**, 155—171 (1937).

— Die Erkrankungen des extrapyramidalen Systems. In: Hb. inn. Med. Hrsg. v. G. v. BERGMANN, Bd. V/1, S. 668—676. Berlin: Springer 1939.

— Kurzgefaßtes Lehrbuch der Psychiatrie v. J. LANGE. 3. u. 5. Aufl. Leipzig: Thieme 1939/1943.

BUCY, P. C.: Die basalen Ganglien und die Tätigkeit der Skelettmuskulatur. In: G. SCHALTENBRAND u. P. BAILEY: Einführung in die stereotaktischen Operationen, Bd. 1, S. 331—353. Stuttgart: Thieme 1959.

BÜRGER-PRINZ, H.: Gedanken über die „vitale Person". Nervenarzt **12**, 503—507 (1939).

— Psychopathologische Bemerkungen zu den cyclischen Psychosen. Nervenarzt **21**, 505—507 (1950).

— Psychiatrie und Soziologie. In: Soziologie und Leben. Tübingen: R. Wunderlich 1952.

— Psychiatrie und Soziologie. In: Psychiatrie und Gesellschaft. Hrsg. v. H. EHRHARDT, D. PLOOG, H. STUTTE. Stuttgart: Huber 1958.

BÜRGER-PRINZ, H.: Zur Psychopathologie des Antriebes. Vortrag, Kiel 1961.
— Über Antriebe. In: Psychopathologie heute. Hrsg. H. KRANZ. Stuttgart: Thieme 1962.
—, u. M. KAILA: Über die Struktur des amnestischen Symptomenkomplexes. Z. ges. Neurol.
Psychiat. 124, 553—595 (1930).
BUYTENDIJK, F. J. J.: Allgemeine Theorie der menschlichen Haltung und Bewegung. Berlin-
Göttingen-Heidelberg: Springer 1956.
— Das Menschliche der menschlichen Bewegung. Nervenarzt 28, 1—7 (1957).
— Mensch und Tier. Ein Beitrag zur vergleichenden Psychologie. Hamburg: Rowohlt 1958.
BYCHOWSKI, G.: Psychopathologische Untersuchungen über die Folgezustände nach Encephali-
tis epidemica, insbesondere den Parkinsonismus. Z. ges. Neurol. Psychiat. 83, 201—246
(1923).
CONRAD, K.: Die symptomatischen Psychosen. In: Psychiatrie der Gegenwart. Hrsg.
H. GRUHLE, R. JUNG, W. MAYER-GROSS, M. MÜLLER, Bd. II. Berlin-Göttingen-Heidel-
berg: Springer 1960.
COOPER, J. S.: Results of anterior choriodial artery occlusion in Parkinsonism. J. Nerv. ment.
Dis. 121, 279 (1955); Arch. Neurol. Psychiat. 73, 578 (1955).
— Chemische Ausschaltung von Pallidum und Thalamus bei Parkinsonsyndrom und juveni-
len hyperkinetischen Syndromen. Klin. Wschr. 37, 417—432 (1959).
— Parkinsonism, its medical and surgical therapy. Springfield, Ill.: Thomas 1961.
—, and G. I. BRAVO: Anterior choroidal artery occlusion, chemopallidectomy and chemo-
thalamectomy in Parkinsonism: A consecutive series of 700 operations. In: Pathogenesis
and treatment of Parkinsonism. Springfield, Ill.: Ed. William S. Fields 1958.
—, and M. RIKLAN: A multidiscipline approach to rehabilitation in Parkinsonism. St. Barnabas
Hosp. Med. Bull. 1, Nr. 2 (1961).
DERWORT, A.: Zur Psychophysik der handwerklichen Bewegungen bei Gesunden und Hirn-
geschädigten. Beiträge aus d. allg. Med., H. 4, 21—77. Stuttgart 1948.
DILLER, L., and M. RIKLAN: Psychosocial Factors in Parkinson's Disease. J. Amer. Geriat. Soc.
4, 1291—1300 (1956).
DORER, M.: Charakter und Krankheit. (Ein Beitrag zur Psychologie der Encephalitis epi-
demica). In: Neue deutsche Forschungen, Bd. 215. Berlin: Junker u. Dünnhaupt 1939.
v. ECONOMO, C.: Die Encephalitis lethargica. Leipzig: Deuticke 1918.
— Encephalitis lethargica. Verh. deutsch. Kongr. inn. Med. 1923.
— Die Encephalitis lethargica. Wien: Urban u. Schwarzenberg 1929.
ERBSLÖH, F.: Das Parkinsonsyndrom. In: G. BODECHTEL: Differentialdiagnose neurologischer
Krankheitsbilder, S. 557 ff. Stuttgart: Thieme 1958.
EWALD, G.: Temperament und Charakter. Berlin: Springer 1924.
— Biologische und reine Psychologie im Persönlichkeitsaufbau. Prinzipielles und Paralleles
(Temperament und Charakter, 2. Teil). Berlin: Springer 1932.
— Neurologie und Psychiatrie. 4. Aufl. München: Urban u. Schwarzenberg 1959.
FAUST, CL.: Die psychischen Störungen nach Hirntraumen. Akute traumatische Psychosen und
psychische Spätfolgen nach Hirnverletzungen. In: Psychiatrie der Gegenwart. Hrsg. v.
R. JUNG, W. MAYER-GROSS, M. MÜLLER, Bd. 2. Berlin-Göttingen-Heidelberg: Springer 1960.
FINKE, H.: Über die Behandlung des Parkinson'schen Syndroms mit hohen Dosen Vitamin B_6.
Münch. med. Wschr. 96, 637—639 (1954).
FINKE, J., u. W. SCHULTE: Über das Erleben des Schlaganfalls und seiner Folgen. Fortschr.
Neurol. Psychiat. 32, 78—100 (1964).
FLECK, U.: Die psychischen Veränderungen der erwachsenen Metencephalitiker mit Betrach-
tungen über die psych. Folgezustände der Encephalitis epid. überhaupt. Arch. Psychiat.
Nervenkr. 80, 297—311 (1927).
— Über Selbstmorde und Selbstmordversuche bei Postencephalitikern. Zbl. ges. Neurol.
Psychiat. 65, 452—454 (1932).
— Über Erfahrungen mit der Behandlung chronischer Encephalitiker auf der Göttinger
Encephalitisstation. Dtsch. med. Wschr. 59, 55—57 (1933).
— Über die Bewußtseinstrübung bei den exogenen Reaktionsformen (BONHOEFFER). Nerven-
arzt 27, 433—440 (1956).
FOERSTER, O.: Zur Analyse und Pathophysiologie der striären Bewegungsstörungen. Z. ges.
Neurol. Psychiat. 73, 1—169 (1921).

FÜNFGELD, E. W.: Die Pallidotomie, neuroanatomische und physiologische Grundlagen und Indikation. Münch. med. Wschr. 101, 592—595 (1959).
— Die psychischen Hirnfunktionen bei hirnatrophischen Zustandsbildern nach operativer Belastung. Vortrag, Kongr. Gesamtverb. Deutscher Nervenärzte, Köln, Sept. 1959; Zbl. ges. Neurol. Psychiat. 158, 259 (1960); Acta neurochir. (Wien), Suppl. VII, 539—544 (1961).
— Der Einfluß des Operationstraumas auf die psychischen Funktionen von Parkinsonkranken. Vortrag, Kongr. Deutsche und Niederländ. Gesellschaft f. Neurochirurgie, Rotterdam 21. 5. 1960.
— Die Veränderung der Wahrnehmung bei operierten Parkinsonkranken. Vortrag, 76. Wandervers. Südwestdeutsch. Neurologen und Psychiater, Baden-Baden 12. 6. 1960; Zbl. ges. Neurol. Psychiat. 159, 10 (1961).
— Psychiatrisch-psychodiagnostische Untersuchungen vor und nach stereotaktischen Hirnoperationen. Vortrag, Deutsche und Schweiz. Gesellschaft f. Neurologie, Zürich 16. 9. 1960; Zbl. ges. Neurol. Psychiat. 161, 171 (1961).
— Das psychische Bild des Parkinsonkranken vor und nach der stereotaktischen Operation. Vortrag, Freiburger Med. Gesellschaft 17. 1. 61. Klin. Wschr. 39, 603 (1961).
— Methoden zur Objektivierung der Willkürmotorik beim Parkinsonsyndrom. Vortrag, Freiburger Med. Gesellschaft 20. 2. 62. Klin. Wschr. 40, 551 (1962).
— Psychopathologische Befunde nach stereotaktischen Eingriffen zur Behandlung extrapyramidaler Bewegungsstörungen. Referat, Kolloquium „Fortschritte in der Neurologie", Neurol. Univ. Klinik Hamburg-Eppendorf 24. 2. 62.
— Zur Vitamin B_{12}-Behandlung neuropsychiatrischer Krankheitsbilder. Med. Welt 1962, 1423—1425.
— Über die Motorik des Parkinsonsyndroms und den Einfluß der stereotaktischen Operation. Vortrag, wiss. Abend Med. Fakultät Universität des Saarlandes, Homburg/Saar 9. 11. 1962. Saarländ. Ärzteblatt 16, 78—79 (1963).
— Zur Wirkungsweise von Pyrithioxin bei Patienten mit diffusen oder umschriebenen cerebral-organischen Störungen. Med. Klin. 58, 1197—1201 (1963).
— Neue Wege zur Beeinflussung des cerebralen Stoffwechsels. Arzneimittel-Forsch. 14, 601 bis 604 (1964).
— Krankheitserleben und Persönlichkeit, dargestellt an Hand von Beobachtungen beim Parkinsonismus. Nervenarzt 36, 30—32 (1965).
— Different types of psychic reactions after stereotaxic operations in Parkinson's Disease. Confin. neurol. (Basel) 26, 420—425 (1965).
GAMPER, E.: Paralysis agitans. In: Hdb. Neurol. v. O. BUMKE u. O. FOERSTER, Bd. 16. Berlin: Springer 1936.
GANGLBERGER, J. A.: Über die Beeinflussung des Alpha-Rhythmus durch stereotaktische Operationen an den Basalganglien. Arch. Psychiat. Nervenkr. 199, 630—642 (1959).
— Zur schonenden Technik der lumbalen Encephalographie. Nervenarzt 31, 366—368 (1960).
— Vorübergehende Herdveränderungen im EEG nach stereotaktischen Operationen an den Basalganglien. Arch. Psychiat. Nervenkr. 201, 528—548 (1961).
GERSTMANN, J.: Grundsätzliches zur Frage der Akinesen und Hyperkinesen bei Erkrankungen des striopallidären Systems. Mschr. Psychiat. Neurol. 55, 35—54 (1924).
—, u. P. SCHILDER: Studien über Bewegungsstörungen. 5. Mitt.: Über die Typen extrapyramidaler Spannungen und über die extrapyramidale Pseudobulbärparalyse (akinetisch-hypertonisches Bulbärsyndrom). Z. ges. Neurol. Psychiat. 70, 35—54 (1921).
— — Studien über Bewegungsstörungen. 6. Mitt.: Mangel an Antrieb. Z. ges. Neurol. Psychiat. 85, 32—43 (1923).
— — Studien über Bewegungsstörungen. 7. Mitt.: Das Fallen der Spätencephalitiker. Z. ges. Neurol. Psychiat. 85, 44—51 (1923).
GOLDSTEIN, K.: Über anatomische Veränderungen (Atrophie der Substantia nigra) bei postencephalitischem Parkinsonismus. Z. ges. Neurol. Psychiat. 76, 627—632 (1922).
GRUHLE, H. W.: Verstehende Psychologie. Stuttgart: Thieme 1948.
GUIOT, G.: Discussion sur les dyskinésies. 1er Congr. intern. Sc. neurol., Bruxelles I, 143—147 (1957).
— Le traitement des syndromes parkinsoniens par la déstruction du pallidum interne. Neurochirurgia (Stuttg.) 1, 94—98 (1958).

HÄFNER, H.: Zur Psychopathologie der frontalen Antriebsschwäche. Mschr. Psychiat. Neurol. 132, 115—128 (1956).

HALLERVORDEN, J.: Zur Pathogenese des postencephalitischen Parkinsonismus. Klin. Wschr. 12, 1—8 (1933).

— Paralysis agitans. In: Hb. der spez. pathol. Anatomie u. Histologie. Hrsg. v. O. LUBARSCH, F. HENKE, R. RÖSSLE. Bd. XIII/1, T. A. Hrsg. v. W. SCHOLZ. S. 900—924. Berlin-Göttingen-Heidelberg: Springer 1957.

HARTMANN, K.: Das Parkinson-Syndrom und seine Therapie. Mschr. Psychiat. Neurol. 129, 92—103 (1955).

HARTMANN-VON MONAKOW, K.: Halluzinosen nach doppelseitiger stereotaktischer Operation bei Parkinson-Kranken. Arch. Psychiat. Nervenkr. 199, 477—486 (1959).

— Das Parkinson-Syndrom. Basel: Karger 1960.

— Der heutige Stand der medikamentösen Therapie des Parkinson-Syndromes. Praxis, Rev. Suisse méd. 51, 30—33 (1962).

HASSLER, R.: Zur Pathologie der Paralysis agitans und des postencephalitischen Parkinsonismus. J. Psychol. Neurol. (Lpz.) 48, 388—474 (1938).

— Zur pathologischen Anatomie des senilen und des parkinsonistischen Tremor. J. Psychol. Neurol. (Lpz.) 49, 193—230 (1939).

— Über die afferenten Bahnen und Thalamuskerne des motorischen Systems des Großhirns. II. Mitteilung. Weitere Bahnen aus Pallidum, Ruber, vestibulärem System zum Thalamus, Übersicht und Besprechung der Ergebnisse. Arch. Psychiat. Nervenkr. 182, 786—818 (1949).

— Die Anatomie des Thalamus. Arch. Psychiat. Nervenkr. 184, 249—256 (1950).

— Extrapyramidal-motorische Systeme und Erkrankungen. In: Hdb. inn. Med. V/3, 676 bis 904. Berlin: Springer 1953.

— The pathological and pathophysiological basis of tremor and parkinsonism. 2nd internat. Congr. of Neuropathol. London, Bd. I, 29—40 (1955).

— Die extrapyramidalen Rindensysteme und die zentrale Regelung der Motorik. Dtsch. Z. Nervenheilk. 175, 233—258 (1956).

— Über die pathologische Anatomie der Paralysis agitans und der versch. Formen des Parkinsonismus, einschl. des essentiellen Tremors. 1er Congr. internat. Sc. neurol., Bruxelles, Bd. I, 49—56 (1957).

— Über die Bedeutung des pallidären Systems für Parkinsonsyndrom und Psychomotorik nach Erfahrungen bei gezielten Hirnoperationen. 1er Congr. internat. de Neurochir., Bruxelles, 171—178 (1957).

— Gezielte Operationen gegen extrapyramidale Bewegungsstörungen. In: Einf. in die stereotaktischen Operationen mit einem Atlas des menschl. Gehirns. Hrsg. v. G. SCHALTENBRAND u. P. BAILEY, Bd. 1, 472—488. Stuttart: Thieme 1959.

— Anatomie des Thalamus. In: Einf. in die stereotaktischen Operationen mit einem Atlas des menschlichen Gehirns. Hrsg. v. G. SCHALTENBRAND u. P. BAILEY, Bd. 1, 230—290. Stuttgart: Thieme 1959.

— Zur Pathophysiologie des Parkinson-Syndroms und seiner operativen Behandlung. Klin. Wschr. 38, 1229 (1960).

— Zentrale und periphere Regelungsvorgänge der Motorik und ihre therapeutische Anwendung. Med. Klin. 55, 2262—2263 (1960).

—, u. T. RIECHERT: Indikationen und Lokalisationsmethode der gezielten Hirnoperationen. Nervenarzt 25, 441—447 (1954).

— — Über die Symptomatik und operative Behandlung der extrapyramidalen Bewegungsstörungen. Med. Klin. 53, 817—824 (1958).

— — Wirkungen der Reizungen und Coagulationen in den Stammganglien bei stereotaktischen Hirnoperationen. Nervenarzt 32, 97—109 (1961).

— —, F. MUNDINGER, W. UMBACH u. J. A. GANGLBERGER: Physiological observations in stereotaxic operations in extrapyramidal motor disturbances. Brain 83, 337—350 (1960).

HAUPTMANN, A.: Der „Mangel an Antrieb" — von innen gesehen (Das psychische Korrelat der Akinese). Arch. Psychiat. Nervenkr. 66, 615—686 (1922).

HOFSTÄTTER, P. R.: Psychologie. Frankfurt: Fischer 1957.

JACOB, H.: Wahrnehmungsstörung und Krankheitserleben. Berlin-Göttingen-Heidelberg: Springer 1955.

Jakob, A.: Die extrapyramidalen Erkrankungen. Berlin: Springer 1923.
— Die extrapyramidalen Erkrankungen im Lichte der pathologischen Anatomie und Histologie und die Pathophysiologie der extrapyramidalen Bewegungsstörungen. Klin. Wschr. 3, 865—869 (1924).
Jaspers, K.: Psychopathologie. 4. Aufl. Berlin-Göttingen-Heidelberg: Springer 1946.
Jung, R.: Neurologie und Neurophysiologie des Parkinsonsyndroms vor und nach stereotaktischen Operationen. Zbl. ges. Neurol. Psychiat. 161, 164—166 (1961).
Kant, O.: Der Geisteszustand (erwachsener) chronischer Encephalitiker. Arch. Psychiat. Nervenkr. 72, 610—665 (1925).
Kehrer, F. A.: Extrapyramidale Erkrankungen. In: Lehrbuch der Nerven- und Geisteskrankheiten. Hrsg. v. W. Weygandt. Leipzig: C. Marhold 1935.
— Über das psychische Altern des Menschen. Dtsch. med. Wschr. 79, 1553—1555 u. 1587 bis 1590 (1954).
Kehrer, H. E.: Der Hydrocephalus internus und externus, seine klinische Diagnose und Therapie. Basel: Karger 1955.
— Die cerebrale Gefäßsklerose. Diagnose, Behandlung und soziale Aspekte. Stuttgart: Thieme 1959.
Klages, W.: Frontale u. diencephale Antriebsschwäche. Arch. Psychiat. Nervenkr. 191, 365—387 (1954).
— Psychologie und Psychopathologie des Antriebs. Fortschr. Neurol. Psychiat. 24, 609—631 (1956).
— Psychologie und Psychopathologie des Antriebs. Fortschr. Neurol. Psychiat. 31, 133—160 (1963).
Klaue, R.: Parkinsonsche Krankheit (Paralysis agitans) und postencephalitischer Parkinsonismus. Arch. Psychiat. Nervenkr. 111, 251—321 (1940).
Kleist, K.: Untersuchungen zur Kenntnis der psychomotorischen Bewegungsstörung bei Geisteskranken. Leipzig: Klinkhardt 1908.
— Weitere Untersuchungen an Geisteskranken mit psychomotorischen Störungen. Leipzig: Klinkhardt 1909.
— Die Kriegsverletzungen des Gehirns in ihrer Bedeutung für die Hirnlokalisation und Hirnpathologie. In: Hdb. ärztlicher Erfahrungen im Weltkriege, Bd. IV. Hrsg. v. K. Bonhoeffer, Leipzig: Barth 1934.
König, H.: Zur Psychopathologie der Paralysis agitans. Arch. Psychiat. Nervenkr. 50, 283 bis 305 (1912).
Kraepelin, E.: Klinische Psychiatrie. In: Psychiatrie v. E. Kraepelin u. J. Lange, 9. Aufl., Bd. II. Leipzig: J. A. Barth 1927.
Krayenbühl, H., O. Wyss, and M. G. Yasargil: Bilateral thalamotomy and pallidotomy as treatment for bilateral parkinsonism. J. Neurosurg. 18, 429—444 (1961).
— , u. M. G. Yasargil: Ergebnisse der stereotaktischen Operationen beim Parkinsonismus, insbesondere der doppelseitigen Eingriffe. Dtsch. Z. Nervenheilk. 182, 530—541 (1961).
Kretschmer, E.: Medizinische Psychologie. 12. Aufl. Stuttgart: Thieme 1963.
Küppers, E.: Die Grundbegriffe der Psychophysiologie. Schweiz. Arch. Neurol. 85, 284—309 (1960).
Lange, J.: Allgemeine Psychiatrie. In: Psychiatrie. Von E. Kraepelin u. J. Lange, 9. Aufl., Bd. I. Leipzig: J. A. Barth 1927.
— Die endogenen und reaktiven Gemütserkrankungen und die manisch-depressive Konstitution. In: Hdb. Geisteskrankh. Hrsg. v. O. Bumke, Bd. 6/II. Berlin: Springer 1928.
— Die entzündlichen Krankheiten des Gehirns. In: Hdb. inn. Med. Hrsg. v. G. v. Bergmann, Bd. V/1, S. 482—558. Berlin: Springer 1939.
Langer, D.: Die wichtigsten Ergebnisse der Stress-Forschung und deren Bedeutung für die Psychiatrie. Fortschr. Neurol. Psychiat. 26, 321—354 (1958).
v. Lehòczky, T.: Die Belladonnawurzelbehandlung (Bulgarische Kur) des postencephalitischen Parkinsonismus. Dtsch. Z. Nervenheilk. 154, 242—271 (1942/43).
Leksell, L.: A stereotaxic apparatus for intracerebral surgery. Acta chir. scand. 99, 229—233 (1949).
Lewy, F. H.: Die Lehre vom Tonus und der Bewegung. Berlin: Springer 1923.

Lotmar, F.: Die Stammganglien und die extrapyramidalmotorischen Syndrome. Berlin: Springer 1926.

Markowich, S., and R. S. Schwab: Prognosis and progression in Parkinson's disease in patients under medical treatment. Arch. int. Studi neurol. 2, 47—55 (1952). Ref.: Zbl. ges. Neurol. Psychiat. 126, 103 (1954).

Mayer-Gross, W., u. G. Steiner: Encephalitis lethargica in der Selbstbeobachtung. Z. ges. Neurol. Psychiat. 73, 283—309 (1921).

Meili, R.: Lehrbuch der psychologischen Diagnostik. 4. Aufl. Bern: Huber 1961.

Meyer, J. E., u. L. Wittkowsky: Akute psychische Störungen als Hirnoperationsfolgen. Arch. Psychiat. Nervenkr. 187, 1—38 (1951).

Meyers, R.: Surgical interruption of the pallidofugal fibres, its effects on the syndrom of paralysis agitans and technical consideration in its application. N. Y. St. J. Med. 42, 317—325 (1942).

Mjönes, H.: Paralysis agitans. Clinical and genetic study. Acta psychiat. scand., Suppl. 54, (1949).

Müller, Chr.: Psychische Veränderungen nach stereotaktischen Operationen. Zbl. ges. Neurol. Psychiat. 161, 166 (1961).

—, u. M. G. Yasargil: Zur Psychiatrie der stereotaktischen Hirnoperationen bei extrapyramidalen Erkrankungen. Schweiz. Arch. Neurol. Neurochir. Psychiat. 84, 136—154 (1959).

Müller-Suur, H.: Das Psychisch Abnorme. Berlin-Göttingen-Heidelberg: Springer 1950.

— Abgrenzung neurotischer Erkrankungen gegenüber der Norm. In: Hdb. der Neurosenlehre. Hrsg. v. V. E. Frankl, E. V. Gebsattel u. J. E. Schultz, Bd. 1, .S 250—262. München: Urban u. Schwarzenberg 1959.

Mundinger, F., u. T. Riechert: Das extrapyramidale Syndrom. M.kurse ärztl. Fortbild. 11, 560—564 (1961).

— — Ergebnisse der stereotaktischen Hirnoperationen bei extrapyramidalen Bewegungsstörungen auf Grund postoperativer und Langzeituntersuchungen. Dtsch. Z. Nervenheilk. 182, 542—576 (1961).

— — Die stereotaktischen Hirnoperationen zur Behandlung extrapyramidaler Bewegungsstörungen. Fortschr. Neurol. Psychiat. 13, 1—65 u. 69—120 (1963).

— — u. E. Gabriel: Untersuchungen zu den physikalischen und technischen Voraussetzungen einer dosierten Hochfrequenzcoagulation bei stereotaktischen Hirnoperationen. Zbl. Chir. 85, 1051—1063 (1960).

Narabayashi, H.: Discussion des rapports sur les méthodes stéréotaxiques. 1er Congr. internat. Neurochir., Bruxelles, 182—187 (1957).

—, T. Okuma, and S. Shikiba: Procaine oil blocking of the Globus pallidus. Arch. neurol. psychiat. (Chic.) 75, 36—48 (1955).

— — — Discussion to neurosurgical interventions in extrapyramidal diseases. 1er Congr. internat. de Sc. neurol., Bruxelles, I, 138—142 (1957).

Naville, F.: Revue générale sur les séquelles cliniques de la recente epidémie d'encéphalite léthargique. Schweiz. Arch. Neurol. Psychiat. 11, 34—39 (1922).

Nehlil, J., et R. Thurel: Quelques effets de la coagulation du pallidum sur le psychisme des parkinsoniens. Ann. méd.-psychol. 117/2, 533—536 (1959).

Nürnberger, J., u. G. Schaltenbrand: Messungen an Encephalogrammen. Dtsch. Z. Nervenheilk. 174, 1—14 (1955).

Oppenheim, H.: Lehrbuch der Nervenkrankheiten. 4. Aufl., Bd. 2. Berlin: Karger 1905.

Orthner, H., u. F. Roeder: Das Parkinson-Syndrom und seine Behandlung durch Elektrocoagulation des Globus pallidus. Stuttgart: G. Fischer 1959.

— — Erfahrungen mit stereotaktischen Eingriffen. IV. Mitt. Über den Dauereffekt der doppelseitigen Pallidotomie beim Parkinsonsyndrom. Acta Neurochir. (Wien) 10, 572 bis 629 (1962).

Panegrossi, G.: Die Italienisch-Bulgarische Kur zur Heilung der chronischen Encephalitis. Berlin: F. Haug 1940.

Parkinson, J.: An essay on the shaking palsy. London 1817. In: James Parkinson. Hrsg. v. M. Critchley. London: McMillan u. Co. 1955.

Peters, G.: Spezielle Pathologie der Krankheiten des zentralen und peripheren Nervensystems. Stuttgart: Thieme 1951.

Pette, H.: Die epidemische Encephalitis in ihren Folgezuständen. Dtsch. Z. Nervenheilk. **76**, 1—70 (1923).
— Klinische und anatomische Betrachtungen zur Pathogenese der Folgezustände nach Encephalitis epidemica. Dtsch. Z. Nervenheilk. **87**, 60—68 (1925).
Prichard, J. S., R. S. Schwab, and W. A. Tillmann: The effects of stress and the results of medication on different personalities with parkinson disease. Psychosom. Med. **13**, 106 to 111 (1951).
Reichardt, M.: Theoretisches über die Psyche. J. Psychol. Neurol. (Lpz.) **24**, 168—184 (1919).
Remond, A., R. Houdart, R. Lecasble, M. Dondey et P. Aubert: Recherches sur l'approche stereotaxique des structures pallidales et sur l'exploration de leurs voies d'abord. Rev. neurol. **99**, 355—384 (1958).
Rennert, H.: Grundsätzliches zur Planimetrie des Encephalogrammes sowie zur einfachen Betrachtung von Schädelröntgenbildern. Arch. Psychiat. Nervenkr. **188**, 390—400 (1952).
Riechert, T.: Die psychochirurgischen Eingriffe mit bes. Berücksichtigung der gezielten Hirnoperationen. Langenbeck's Arch. klin. Chir. **276**, 101—108 (1953).
— Beschreibung und Anwendung eines Zielgerätes für stereotaktische Hirnoperationen (II. Modell). Acta neurochir. (Wien), Suppl. III, 308—337 (1955).
— Stereotaktische Operationen bei Bewegungsstörungen. Dtsch. Z. Nervenheilk. **175**, 511 bis 519 (1956).
— Die chirurgische Behandlung des Parkinsonismus. Langenbeck's Arch. klin. Chir. **287**, 660—666 (1957).
— Das Parkinsonsyndrom und seine neurochirurgische Behandlung. M.kurse ärztl. Fortb. Nr. 4 (1958).
— Die stereotaktischen Hirnoperationen. Dtsch. med. Wschr. **84**, 1669—1675/1683 (1959).
— Über die Technik und einige Indikationen der gezielten Hirnoperationen. Nervenarzt **30**, 385—391 (1959).
— Die Behandlung des Parkinsonsyndroms mit Hilfe des stereotaktischen Operationsverfahrens. Klin. Wschr. **38**, 1229 (1960).
— Das Indikationsgebiet der stereotaktischen Hirnoperationen. Dtsch. med. J. **12**, 333—336 (1961).
— Die stereotaktischen Operationen in der Behandlung des Parkinsonsyndroms und der Hypophysentumoren. In: Almanach f. Neurologie u. Psychiatrie. München: Urban u. Schwarzenberg 1961.
— Long term follow — up of results of stereotaxic treatment in extrapyramidal disorders. Confin. neurol. (Basel) **22**, 356—363 (1962).
—, u. F. Mundinger: Ein kombinierter Zielbügel mit Bohraggregat zur Vereinfachung stereotaktischer Hirnoperationen. Arch. Psychiat. Nervenkr. **199**, 377—385 (1959).
— — Stereotaktische Geräte. In: Einf. in die stereotaktischen Operationen mit einem Atlas des menschlichen Gehirns. Hrsg. v. G. Schaltenbrand u. P. Bailey, Bd. 1. Stuttgart: Thieme: 1959.
—, u. M. Wolff: Über ein neues Zielgerät zur intrakraniellen elektrischen Ableitung und Ausschaltung. Arch. Psychiat. Nervenkr. **186**, 225—230 (1951).
— — Die technische Durchführung von gezielten Hirnoperationen. Arch. Psychiat. Nervenkr. **190**, 297—316 (1953).
Runge, W.: Psychosen bei Gehirnerkrankungen. In: Hdb. Geisteskrankheiten. Hrsg. v. O. Bumke, Bd. 7/III. Berlin: Springer 1928.
Schaltenbrand, G., u. P. Bailey (Hrsg.): Einführung in die stereotaktischen Operationen mit einem Atlas des menschlichen Gehirns. 3 Bde. Stuttgart: Thieme 1959.
—, u. H. J. Hufschmidt: Die Rolle des extrapyramidalen Systems in der Organisation der Motorik. In: Einf. in die stereotaktischen Operationen. Hrsg. v. G. Schaltenbrand u. P. Bailey, Bd. 1, 354—371. Stuttgart: Thieme 1959.
Scheid, W.: Lehrbuch der Neurologie. Stuttgart: Thieme 1963.
Schilder, P.: Über den Wirkungswert psychischer Erlebnisse und über die Vielheit der Quellgebiete der psychischen Energie. Arch. Psychiat. Nervenkr. **70**, 1—15 (1924).
Schmidt, K., u. G. Kaniak: Über Atemfunktionsstörungen beim Parkinson-Syndrom. Neurochirurgia (Stuttg.) **3**, 182—193 (1960).
Schneider, K.: Die Untergrunddepression. Fortschr. Neurol. Psychiat. **17**, 429—434 (1949).

Schneider, K.: Klinische Psychopathologie. Stuttgart: Thieme 1950 u. 1966.
— Zur Differentialdiagnose der Depressionszustände. Fortschr. Neurol. Psychiat. 23, 1—6 (1955).
Schröder, P.: Stimmungen und Verstimmungen. Leipzig: J. A. Barth 1930.
Schulte, W.: Der Parkinsonkranke. Med. Klin. 49 II, 1760—1763 (1954).
— Vom pathischen Aspekt organischen Krankseins. — Apoplektiker und Parkinsonkranke in der Gegensätzlichkeit ihres Selbsterlebens. Arch. ges. Psychol. 116, 373—385 (1964).
— Zum Selbsterleben des Parkinsonkranken. Acta neuroveget. 26, 537—543 (1964).
Schulz, H. P.: Zur Frage der Veränderung der Persönlichkeitsstruktur nach stereotaktischen Eingriffen. Zbl. ges. Neurol. Psychiat. 161, 170 (1961).
Schwab, R. S., A. C. England, and E. Peterson: Akinesia in Parkinson's disease. Neurology (Minneap.) 9, 56—72 (1959).
Spatz, H.: Die Substantia nigra und das extrapyramidal-motorische System. Dtsch. Z. Nervenheilk. 77, 275—296 (1922).
— Physiologie und Pathologie der Stammganglien. In: Hdb. der norm. u. pathol. Physiol. Hrsg. v. Bethe-Bergmann, Bd. 10. Berlin: Springer 1927.
— Ergebnis der anatomischen Untersuchung von 70 Fällen von Encephalitis epidemica. Zbl. ges. Neurol. Psychiat. 56, 435—437 (1930).
— Encephalitis. In: Hdb. Geisteskrankheiten. Hrsg. v. O. Bumke, Bd. 11/VII. Berlin: Springer 1930.
Spiegel, E. A., and H. T. Wycis: Principes et applications de la stéréoencephalotomie. Acta neurochir. (Wien) 1, 137—152 (1950).
— — Stereoencephalotomy. Thalamotomy and related procedures. New York: Grune and Stratton 1952.
— — Stereoencephalotomy in the treatment of parkinsonian tremor. J. Amer. Geriat. Soc. 2, 317—320 (1954).
— — Ansotomy in Paralysis agitans. Arch. neurol. psychiat. (Chic.) 71, 598—614 (1954).
— — Stereoencephalotomy. Principles and methods. 1er Congr. internat. Neurochir. Bruxelles, 91—118 (1957).
— — Pallido-ansotomy: anatomic-physiologic foundation and histopathologic control. In: Pathogenesis and treatment of Parkinsonism. Springfield, Ill.: Ed. William S. Fields 1958.
— — Stereoencephalotomy. Part. II. Clinical and physiological applications. New York: Grune and Stratton 1962.
Steinberg, W.: Vom Innenleben blinder Menschen. München: E. Reinhardt 1955.
Stern, F.: Die epidemische Encephalitis. 2. Aufl. Berlin: Springer 1928.
— Medizinische Forschung: Encephalitis epidemica. Med. Welt 4, 243—248 (1930).
— Psychische Störungen nach epidemischer Encephalitis. Allg. Z. Psychiat. 93, 397—417 (1930).
— Psychische Störungen nach epidemischer Encephalitis. Zbl. ges. Neurol. Psychiat. 56, 434 (1930).
— Epidemische Encephalitis. In: Hdb. Neurol. Hrsg. v. O. Bumke u. O. Foerster, Bd. 13. Berlin: Springer 1936.
Stertz, G.: Der extrapyramidale Symptomenkomplex. Berlin: S. Karger 1921.
— Encephalitis und Lokalisation psychischer Störungen. Arch. Psychiat. Nervenkr. 74, 288 bis 302 (1925).
— Encephalitis und Katatonie. Mschr. Psychiat. Neurol. 59, 121—129 (1925).
Störring, G. E.: Besinnung und Bewußtsein. Stuttgart: Thieme 1953.
— Der Antrieb. Zbl. ges. Neurol. Psychiat. 162, 201 (1961).
Talairach, J., M. David, P. Tournoux, H. Corredor et T. Kvasina: Atlas d'anatomie stéréotaxique. Paris: Masson 1957.
—, H. Hecaen, M. David, M. Monnier et J. Ajuriaguerra: Recherches sur la coagulation thérapeutique des structures sous-corticales chez l'homme. Rev. neurol. 81, 4—24 (1949).
Tillmann, W. A., and R. S. Schwab: The relation to personality type to success of therapy in Parkinson's disease. Trans. Amer. neurol. Ass. 1949, 241—243.
Umbach, W.: Tiefen- und Cortexableitungen während stereotaktischer Operationen am Menschen. 1er Congr. intern. Neurochir., Bruxelles, 161—170 (1957).
— Vegetative Reaktionen bei elektrischer Reizung und Ausschaltung in den subcorticalen Hirnstrukturen des Menschen. Acta neuroveg. (Wien) 23, 225—245 (1961).

UMBACH, W., u. E. W. FÜNFGELD: Klinische Untersuchungen der vegetativen Steuerung beim Parkinsonsyndrom postencephalitischer und anderer Aetiologie vor und nach der stereotaktischen Operation. Acta neuroveg. (Wien) 26, 552—576 (1964).

—, u. K. SCHMIDT: Beobachtungen über vegetative Reaktionen bei stereotaktischen Hirnoperationen am Menschen. Freiburger Med. Forsch. 1, 163—165 (1962).

VÖLKEL, H.: Neurotische Depression. Stuttgart: G. Thieme 1959.

VOGT, C., u. O. VOGT: Zur Lehre von den Erkrankungen des striären Systems. J. Psychol. Neurol. (Lpz.) 25, Suppl. 3, 627—846 (1920).

— — Erkrankungen der Großhirnrinde im Lichte der Topistik, Pathoklise und Pathoarchitektonik. J. Psychol. Neurol. (Lpz.) 28, 1—171 (1922).

— Der Begriff der Pathoklise. J. Psychol. Neurol. (Lpz.) 31, 245—255 (1925).

WEINSCHENK, C.: Das unmittelbare Gedächtnis als selbständige Funktion. Göttingen: Hogrefe 1955.

WEITBRECHT, H. J.: Depressive und manische endogene Psychosen. In: Psychiatrie der Gegenwart, Bd. 2. Berlin-Göttingen-Heidelberg: Springer 1960.

— Zur Frage der Demenz. In: Psychopathologie heute. Hrsg. von H. KRANZ. Stuttgart: Thieme 1962.

— Psychiatrie im Grundriß. Berlin-Göttingen-Heidelberg: Springer 1963.

v. WEIZSÄCKER, V.: Der Gestaltkreis. Leipzig: Thieme 1940.

WITTER, H.: Methodologische Probleme der Psychiatrie. Fortschr. Neurol. Psychiat. 31, 491 bis 514 (1963).

v. WITZLEBEN, H. D.: Die Behandlung der chronischen Encephalitis epidemica (Parkinsonismus) mit der Bulgarischen Kur. Berlin: Springer 1938.

—, u. A. WERNER: Behandlung der chronischen Encephalitis epidemica (Parkinsonismus). Bulgarische Kur mit „Homburg 680“. Dtsch. med. Wschr. 64, 1174—1177 (1938).

WOLF, G.: Über das sporadische Auftreten der Encephalitis lethargica (v. ECONOMO). Dtsch. med. Wschr. 78, 968—969 (1953).

WOLFF, H., u. L. BRINKMANN: Das „normale“ Encephalogramm. Dtsch. Z. Nervenheilk. 151, 1—25 (1940).

WYCIS, H. T., and E. A. SPIEGEL: Treatment of certain types of chorea, athetosis and tremor by stereoencephalotomy. J. int. Coll. Surg. 25, 202—207 (1956).

— — Long range results of pallido-ansotomy in paralysis agitans and parkinsonism. In: Pathogenesis and treatment of parkinsonism. Springfield, Ill.: Ed. William S. Fields 1958.

— — Ansotomy in paralysis agitans. Confin. neurol. (Basel) 12, 245—246 (1952).

YASARGIL, M. G., O. A. M. WYSS u. H. KRAYENBÜHL: Beitrag zur Behandlung extrapyramidaler Erkrankungen mittels gezielter Hirnoperationen. Schweiz. med. Wschr. 89, 143—150 (1959).

ZEH, W.: Aufbau und Abbau psychischer Leistungen. Fortschr. Neurol. Psychiat. 31, 570—580 (1963).

ZINGERLE, H.: Beitrag zur Kenntnis des extrapyramidalen Symptomenkomplexes. J. Psychol. Neurol. (Lpz.) 27, 152—192 (1922).

Namenverzeichnis

Sachverzeichnis

Herstellung: Konrad Triltsch, Graphischer Betrieb, Würzburg